Sonographie der Säuglingshüfte
Ein Kompendium

Bücherei des Orthopäden

Beihefte zur Zeitschrift für Orthopädie
vereinigt mit „Aktuelle Orthopädie"

Herausgegeben von

P. Otte und K.-F. Schlegel

Band 43

Sonographie der Säuglingshüfte

Ein Kompendium

Von Reinhard Graf
unter Mitarbeit von Peter Schuler

138 Abbildungen, 24 Skizzen, 2 Tabellen

Ferdinand Enke Verlag Stuttgart 1985

Univ.-Dozent Dr. Reinhard Graf
Landessonderkrankenhaus Stolzalpe
A-8852 Stolzalpe

Dr. Peter Schuler
Klinik für Orthopädie
Zentrum für Operative Medizin II
der Philipps-Universität
D-3550 Marburg

CIP-Kurztitelaufnahme der Deutschen Bibliothek

Graf, Reinhard:
Sonographie der Säuglingshüfte : e. Kompendium /
von Reinhard Graf. Unter Mitarb. von Peter Schuler.
– Stuttgart : Enke, 1985.
   (Bücherei des Orthopäden ; Bd. 43)
   ISBN 3-432-95021-7
NE: GT

Medizin als Wissenschaft ist ständig im Fluß. Forschung und klinische Erfahrung erweitern unsere Kenntnisse, insbesondere was Behandlung und medikamentöse Therapie anbelangt. Soweit in diesem Werk eine Dosierung oder eine Applikation erwähnt wird, darf der Leser zwar darauf vertrauen, daß Autoren, Herausgeber und Verlag größte Mühe darauf verwandt haben, daß diese Angabe genau dem Wissensstand bei Fertigstellung des Werkes entspricht. Dennoch ist jeder Benutzer aufgefordert, die Beipackzettel der verwendeten Präparate zu prüfen, um in eigener Verantwortung festzustellen, ob die dort gegebene Empfehlung für Dosierungen oder die Beachtung von Kontraindikationen gegenüber der Angabe in diesem Buch abweicht. Das gilt nicht nur bei selten verwendeten oder neu auf den Markt gebrachten Präparaten, sondern auch bei denjenigen, die vom Bundesgesundheitsamt (BGA) in ihrer Anwendbarkeit eingeschränkt worden sind.

© 1985 Ferdinand Enke Verlag, Rüdigerstraße 14, D-7000 Stuttgart 30
Printed in Germany
Satz und Druck: Druckhaus Dörr, Inhaber Adam Götz, D-7140 Ludwigsburg, gesetzt in 9/10 Punkt Times auf Linotype System 5 (202)

Gewidmet meinem verehrten Lehrer
Herrn Univ.-Prof. Dr. H. Buchner

Vorwort

Die angeborene Hüftluxation ist sowohl für Orthopäden als auch für Pädiater und Radiologen gleichermaßen interessant. Aus diesem Grund ist die Literatur zu diesem Thema sehr umfangreich und nahezu unübersehbar geworden.

Wenn das vorliegende Kompendium die Literaturliste noch zusätzlich verlängert, so deswegen, weil die Beurteilung der kindlichen Hüfte, vor allem vor dem dritten Lebensmonat, mit den bisherigen Mitteln keine absolut sicheren Ergebnisse gebracht hat.

Mit der sonographischen Hüftgelenksuntersuchung aber wird es in Zukunft möglich sein, nicht ossifizierte Gelenksanteile der Säuglingshüfte noch besser als bisher zu beurteilen und vor allen Dingen zu überwachen. Sowohl die fehlende Strahlenbelastung als auch die fehlende Invasität der Methode ist ein weiterer wesentlicher Vorteil.

Durch die Veröffentlichungen und persönlichen Mitteilungen von *Kramps* und *Lenschow* 1978 angeregt, begannen wir die Säuglingshüfte systematisch zu untersuchen. Dies war nur möglich, weil uns das Institut für elektro- und biomedizinische Technik der Technischen Universität Graz, der Fonds zur Förderung der wissenschaftlichen Forschung Wien und die Industrie gefördert und beachtlich unterstützt haben.

Der technologische Fortschritt der letzten 7 Jahre brachte es mit sich, daß heute die Säuglingshüfte auch mit handelsüblichen Geräten untersucht werden kann. Die Entwicklung ist im Fluß. Dadurch, daß die Sonographie eine genauere Beurteilung nicht ossärer Anteile des Bewegungsapparates gestattet, wird sie bald auch bei anderen Problemstellungen in der Orthopädie an Bedeutung gewinnen.

Das vorliegende Kompendium, welches nur das Gebiet der Säuglingshüfte behandelt, beinhaltet den derzeitigen Wissensstand. Allen Interessierten wird die Möglichkeit geboten, sowohl die Gerätetechnik, die derzeit für die Untersuchung zur Verfügung steht, kennenzulernen als auch andererseits die Vielfalt der Möglichkeiten der Sonographie und deren Fehlerquellen bei der Säuglingshüfte zu studieren.

Abschließend ist es mir aber ein besonderes Bedürfnis darauf hinzuweisen, daß es nicht immer gelingt, gute Ideen, die in der Luft liegen, auch therapeutisch nutzbar zu machen.

Durch die Arbeiten von Reinhard Graf und seiner Mitarbeiter ist es aber gelungen, die unsicheren Kriterien bei der Beurteilung der angeborenen Hüftgelenksluxation bzw. der Hüftdysplasie des Säuglings durch ein exaktes, reproduzierbares und kaum belastendes, nicht invasives Verfahren zu ersetzen.

Wir freuen uns über diesen beachtlichen Erfolg und können nur hoffen, daß die Sonographie nicht nur bei der Beurteilung der Säuglingshüfte, sondern in Zukunft auch in weiteren Gebieten der Orthopädie einen festen Platz erwirbt. Die Voraussetzung dazu aber ist, daß diese Methode von allen, die sie anwenden wollen, exakt erlernt wird, wozu dieses Kompendium sicher einen wesentlichen Beitrag leisten kann.

Stolzalpe, Januar 1985

Univ. Prof. Dr. *H. Buchner*
Ärztl. Leiter des LSKH. Stolzalpe

Danksagung

An dieser Stelle möchte ich allen, die zum Gelingen des vorliegenden Kompendiums beigetragen haben, Dank sagen. An erster Stelle meinem akademischen Lehrer, Chef und langjährigen Förderer, Herrn Wirkl. Hofrat Univ. Prof. Dr. *H. Buchner*. Durch seine Anregungen und Unterstützung war die Untersuchung der Säuglingshüfte mittels Ultraschall überhaupt erst möglich.

Herrn Univ. Prof. Dr. *St. Schuy* und seinem Mitarbeiter Herrn Privatdozent Dr. Dipl. Ing. *N. Leitgeb* (Technische Universität Graz, Institut für Biomedizinische Technik) verdanke ich die Einschulung in die Ultraschallphysik. Meinem Mitautor *P. Schuler* (Marburg) verdanke ich die Überprüfung der wissenschaftlichen Ergebnisse und den Großteil des Kapitels über sonographische Verlaufskontrollen.

Herr Dr. *Oelkers* (Saarbrücken) stellte mir freundlicherweise die anatomischen Präparate und Schnitte zur Verfügung.

Herrn Prof. Dr. *K. F. Schlegel* (Essen) danke ich für seinen persönlichen Einsatz, der zur Herausgabe dieser Monographie führte.

Herrn Prof. Dr. *D. Tönnis* (Dortmund) verdanke ich wertvolle persönliche Anregungen für das vorliegende Buch.

Für die sprachliche Überarbeitung des Manuskripts gebührt mein Dank Herrn Direktor *K. Url*. Die Zeichnungen und Fotos stammen aus der Dokumentationsabteilung des LSKH Stolzalpe (Herr *K. Nass, A. Stöger, P. Wegwart*). Bei der Bildzusammenstellung war mir Herr *K. Lercher* eine unentbehrliche Hilfe.

Dem Enke Verlag danke ich für die Mühe bei der Ausstattung des Buches.

Meiner Familie gilt mein besonderer Dank. Ohne ihr Verständnis über viele Jahre wäre dieses Buch nicht zustande gekommen.

Stolzalpe, Dezember 1984

Reinhard Graf

Inhalt

Zusammenfassung

Hüftreifungsstörungen sind seit über 100 Jahren ein zentrales Problem in der Orthopädie. Neben der klinischen Untersuchung hatte zur Absicherung des klinischen Befundes das Röntgenbild eine große Bedeutung.

Durch die Einführung der Sonographie als nichtinvasives, nicht strahlenbelastendes, jederzeit wiederholbares und bereits ab dem 1. Lebenstag einsetzbares Diagnosemittel ist es nun möglich, die klinischen Untersuchungsergebnisse mit einer bildgebenden Methode abzusichern.

Das vorliegende Kompendium gibt einen Überblick über die Physik des Ultraschalls und soll dem mit der Materie weniger Vertrauten Richtlinien über die apparativen Möglichkeiten bieten. Die theoretischen Grundlagen der Hüftsonographie und deren heutiger Stand, basierend auf einer siebenjährigen Entwicklungsarbeit und Erfahrung bei 20000 Hüftsonogrammen, werden beschrieben. Meßverfahren und Fehlermöglichkeiten werden ausführlich diskutiert.

Ein spezielles Kapitel mit sonographischen Verlaufskontrollen und Fallbeispielen ergänzen die theoretischen Ausführungen. Das vorliegende Kompendium soll dem an der Hüftsonographie Interessierten den Einstieg in die komplizierte Materie erleichtern.

1 Zur Entwicklung der Ultraschalltechnologie

Historisches

Von Nachttieren sollte man annehmen, daß sie große und gute Augen besitzen, aber bei den Fledermäusen ist genau das Gegenteil der Fall. Sie haben auffallend kleine Augen, dafür aber umso größere Ohren. Das brachte schon vor fast 200 Jahren den italienischen Forscher *Ballanzani* auf die Idee, einige Versuche über das Orientierungsvermögen der Fledermäuse zu machen: Er spannte quer durch einen Raum dünne Fäden, die mit Glöckchen versehen waren, verdunkelte den Raum und ließ einige Fledermäuse darin umherfliegen. Trotz der vollkommenen Dunkelheit stieß keine der Fledermäuse an die gespannten Drähte. Hatte man ihnen aber auch noch die Ohren zugeklebt, so berührten sie die Fäden häufig und stießen sogar gegen die Wand. Durch *Ballanzanis* Untersuchungen wurde der Grundstein für die Erkenntnis gelegt, daß sich die Fledermaus im Dunkeln durch die von ihr ausgesandten und für das menschliche Ohr nicht hörbaren Ultraschallwellen nach dem Reflexionsverfahren orientiert.

Die friedliche Nutzung des Ultraschalls wird seit langem bei der Ortung von Fischschwärmen und Untiefen in der Meereskunde verwendet.

Durch die Entdeckung des sogenannten piezoelektrischen Effektes 1880 durch die Gebrüder *J.* und *B. Curie* wurden erstmals Ultraschallwellen erzeugt. Das erste brauchbare Echolotverfahren wurde von *A. von Sternbert* entwickelt, der durch die Titanic-Katastrophe 1912 dem Ultraschall die weitere maritime Anwendung eröffnete.

Zu militärischen Zwecken wurde dieses Ortungsverfahren im Ersten Weltkrieg vom französischen Physiker *P. Langevin* zur Ortung von Unterseebooten weiterentwickelt.

In technischen Bereichen ist die Anwendung des Ultraschalls zur zerstörungsfreien Materialprüfung und Ortung seit langem bekannt.

In der Medizin fand die Ultraschalldiagnostik durch den Neurologen *K. Th. Dussig* erstmals in der Neurologie Eingang. Zusammen mit seinem Bruder, einem Radiotechniker, wurden erste Versuche zwischen 1938 und 1942 unternommen, um pathologische Veränderungen im Schädelinnern darzustellen. Diese Versuche brachten aber noch nicht den Durchbruch der Ultraschalltechnologie in der Medizin. Es wurde nun etwas still um die weitere Ultraschallentwicklung, bis 1954 durch die Einführung einer neuen Generation von Ultraschallgeräten mit Wasservorlaufstrecke durch *J. G. Holmes* ein neues Startzeichen gesetzt wurde. Die Untersuchungen der Kardiologen *J. Edler* und *C. H. Hertz* am Herzen ließen die Fachwelt aufhorchen und führten zur Begründung der Echokardiographie. Die anschließende stürmische Entwicklung gipfelte in einem von *J. Donald* und *T. E. Braun* entwickelten Scanner ohne Wasservorlaufstrecke. Somit war der Zugang zu nahezu sämtlichen Organen im Abdomen, aber auch zum Herzen und zur Schilddrüse mit zweidimensionaler Darstellung gegeben. Der weiteren engen Zusammenarbeit zwischen Medizinern und Medizin-Technikern war es zu verdanken, daß laufend technologische Verbesserungen durchgeführt wurden. So wurde durch *J. Wild* und *J. M. Reid* die Darstellung von Feinstrukturen in der weiblichen Brust durchgeführt. Heute ist es aber nicht nur möglich, ultraschallgezielte Feinnadelpunktionen durchzuführen, sondern es ist auch die Anwendung im intraoperativen Bereich bereits möglich.

1.1 Physikalische Grundlagen

1.1.1 Grundbegriffe

Es ist üblich und sinnvoll, für den Wellenvorgang Ultraschall physikalische Begriffe aus der Optik zu übernehmen. Die Analogie ist insofern erlaubt, da sich der Ultraschall im menschlichen Körper ähnlich wie Licht in der Wellenoptik geradlinig ausbreitet. Außerdem treffen wir ebenfalls – wie in der Optik – auf Beugungs- und Interferenzerscheinungen. Der Schall pflanzt sich im Medium als periodische Schwankung der Dichte durch longitudionale Wellen fort. In festen Stoffen sind auch transversale Wellen möglich. Die Schwingungszahl pro Sekunde wird in Hertz angegeben (Hz). Bis 16 Hz sind die Frequenzen für das menschliche Ohr nicht hörbar und werden daher als Infraschall bezeichnet. Das menschliche Ohr nimmt Frequenzen von 16 Hz bis 20 kHz wahr. Schwingungen ober der menschlichen Hörschwelle werden als Ultraschall bezeichnet. Die für die medizinische Diagnostik verwendeten Frequenzen liegen zwischen 1–9 Megahertz (MHz). Für Spezialgebiete sind auch 12 MHz in Anwendung. Die Schallgeschwindigkeit beträgt in Luft 0,3 m pro Sekunde. Bei akustisch dichter Materie steigt sie. So beträgt sie im Wasser 1500 m/s, in Eisen 6000 m/s. In Knochen schwanken die Leitgeschwindigkeiten zwischen 2700 m/s und 4100 m/s (*Nyborg* 1977).

Die mit handelsüblichen Impuls-Echoverfahren eingestrahlten Schallwellen sind im menschlichen Gewebe gerichtete Longitudionalwellen mit einer mittleren, nahezu konstanten Schallgeschwindigkeit von 1540 m/s. Mit zunehmender Frequenz wird die Wellenlänge kürzer. Bei diagnostischer Verwendung des Ultraschalls (1 MHz bis 12 MHz) ergeben sich Wellenlängen von 1,5 mm–0,128 mm. Temperaturunterschiede im Bereich von 20–37 °C beeinflussen die Ultraschallausbreitungsgeschwindigkeit im menschlichen Gewebe nicht. In der Technik dagegen spielen sie bei der Materialprüfung eine nicht unwesentliche Rolle.

Ein ausgesandter Schallimpuls wird im Körper an Grenzflächen von Geweben mit unterschiedlicher akustischer Eigenschaft reflektiert. Die Intensität der Reflexion ist abhängig vom Grad des akustischen Gewebeunterschiedes und vom Einfallswinkel. Die beiden wichtigsten akustischen Eigenschaften des Gewebes sind Dichte und Elastizität. Aus ihnen errechnet sich die Schallgeschwindigkeit und der Schallwiderstand: Die sogenannte *akustische Impedanz*. An Grenzflächen zwischen Geweben mit gleichen Impedanzwerten findet keine Schallreflexion statt. Bei hohen Impedanzunterschieden (z. B. Bindegewebe-Luft, Muskulatur-Knochen) wird fast die gesamte Schallenergie reflektiert. Da mit Ausnahme von Luft und Knochen die akustischen Impedanzwerte der einzelnen Körpergewebe dicht beieinander liegen, werden nur Energiemengen von weniger als 1 % des Schallimpulses reflektiert.

1.1.2 Entstehung von Ultraschallwellen

Durch die mechanische Deformierung bestimmter Quarzkristalle entsteht eine proportional große Oberflächenspannung. Es kann daher umgekehrt durch eine von außen zugeführte Spannung eine dimensionale Veränderung des Kristalls und eine Schwingung desselben herbeigeführt werden (piezoelektrischer Effekt). Diese Kristalle werden daher auch *Schwingquarze* genannt. Funktioniert der Schwingquarz als Empfänger, so wird die aufgefangene Schallwelle durch Deformierung des Quarzes in eine Oberflächenspannung umgesetzt. Diese Spannung wird im Gerät verarbeitet und im Ultraschall-B-Bild als Lichtpunkt am Bildschirm sichtbar. Die natürlich vorkommenden Quarzkristalle, die einen piezoelektrischen Effekt besitzen, sind heute weitgehend durch keramische Piezoelemente verdrängt (z. B. Bariumtitanat).

Das Kernstück jedes Ultraschallgerätes ist somit der Schallwandler mit seinem piezoelektrischen Kristall (Abb. 1.1). Der Schallkopf hat nun zwei Funktionen: Einerseits dient er als Sender mit einer Intensität von 5–50 mW/cm^2, andererseits als Empfänger, der akustische Intensitäten von 10^{-10} Watt pro cm^2 noch registrieren kann.

Nach Aussenden eines kurzen Schallimpulses wird die Rückkehr des Schallreflexes aus dem Gewebe abgewartet (1 ms), bevor der nächste Impuls erzeugt und abgestrahlt wird. Das Zeitverhältnis zwischen Senden und Empfangen beträgt somit 1 : 1000.

Werden vom Schallwandler Ultraschallwellen ausgesandt, so verlaufen diese zuerst parallel, dann ähnlich den Wellen eines Lichtstrahles divergierend. Es entstehen so zwei Bereiche:

1. *Das Nahfeld*, in dem die Ultraschallwellen parallel bzw. noch konvergierend verlaufen und

2. *Das Fernfeld*, in welchem sie divergieren (Abb. 1.2).

Zwischen Nah- und Fernfeld befindet sich der Fokusbereich, in dem das Auflösungsvermögen am größten ist. Ähnlich wie in der Lichtoptik erreicht man die Fokussierung der Schallwellen durch das Vorschalten einer Linse, der sogenannten „akustischen" Linse. Die Bildqualität wird durch die Auflösung begrenzt. Sie ist im Fokusbereich am größten und für die Bildqualität entscheidend. Die *Auflösung* ist als Mindestabstand zweier Bildpunkte, die im Sonogramm gerade noch unterschieden werden können, definiert. Limitierend für die maximale Auflösung ist aber die Wellenlänge und der Aufbau des Schallkopfes. Auf diesen Umstand werden wir später noch hinweisen.

Nur der Vollständigkeit halber soll auf den Unterschied zwischen der sogenannten axialen Auflösung (Ebene in Richtung des Schallstrahles) und der lateralen Auflösung (Ebene senkrecht zum Schallstrahl) hingewiesen werden. Weitere

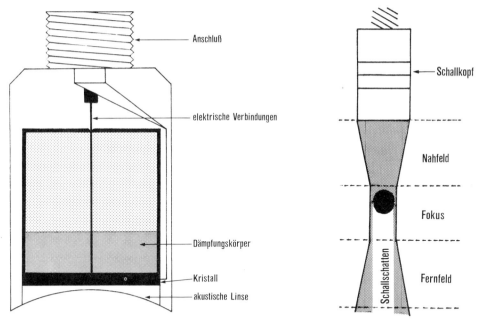

Abb. 1.1 Schnittschema durch einen Schallwandler (= Schallkopf oder Transducer).

Abb. 1.2 Schallkopf mit Nah- und Fernfeld, ein Objekt im Fokusbereich.

technisch-physikalische Details empfehlen wir, dem Buch von *A. J. Götz* (1983) zu entnehmen.

Durch Analogie mit der Wellenoptik erscheinen die folgenden Phänomene von Bedeutung:

1.1.3 Die Brechung

Die Ultraschallwellen werden am Übergang von einem Medium zum anderen bei unterschiedlicher Dichte derselben gebrochen. Nur bei senkrechtem Einfall des Schallstrahles ist keine Brechung zu erwarten. Die Schallwelle tritt in diesem Falle ungebrochen in die nächste Substanz ein. Es werden daher im wesentlichen nur jene reflektierten Schallwellen vom Empfänger wieder aufgenommen, die rechtwinkelig zur Grenzfläche auftreffen.

In homogenen Geweben breiten sich Ultraschallwellen geradlinig aus.

1.1.4 Die Beugung

Trifft der Ultraschall auf ein Hindernis, so werden die Ultraschallwellen am Hindernis gebeugt. Da dieses Beugephänomen von der Frequenz abhängt, ist bei steigender Frequenz (= kürzere Wellenlänge) die Beugung geringer.

1.1.5 Die Streuung

Da die Ultraschallwelle in den seltensten Fällen senkrecht auf eine Grenzfläche trifft und im biologischen Gewebe aufgrund der Oberflächenrauhigkeit meist keine glatten Oberflächen vorhanden sind, kommt es meistens zu einer starken Streuung. Mit steigender Frequenz nimmt die Stärke der Streuung zu. Diese Streuung an verschieden glatten Oberflächen im Körperinnern soll in Zukunft bei weiterer technischer Verbesserung der Geräte die Möglichkeit der Gewebsdifferenzierung erweitern.

1.1.6 Ultraschallabsorption

Die Ultraschallenergie wird auf ihrem Weg durch den Körper an Flüssigkeiten und weichen Geweben zum Großteil durch die „innere Reibung" in Wärme umgewandelt. Die Kenngröße für das Absorptionsverhalten verschiedener Medien ist der Absorptionskoeffizient. Die Ultraschallwelle, die den Körper durchdringt, erfährt daher eine sogenannte „optische Verdünnung", vorwiegend durch Absorption und Streuung. Aus diesem Grunde ist die Schallreflexion aus tieferen Gewebsschichten schwächer. Tiefenausgleichsregler am Gerät kompensieren die schwachen Tiefenechos. Der Absorptionskoeffizient ist frequenzabhängig und folgt dem Exponentialgesetz.

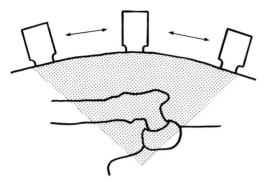

Abb. 1.3 Compoundverfahren. Die Abtastbewegung ist kreisförmig, das Zentrum der Schallstrahlen liegt im Körperinneren.

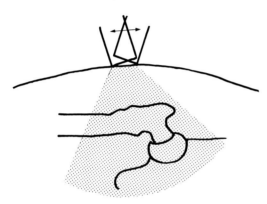

Abb. 1.4 Sector-Scan. Der Schallkopf wird um einen Drehpunkt, der innerhalb der Schallsonde liegt, bewegt. Der mit dem Schallstrahl abgetastete Bezirk ist sektorförmig.

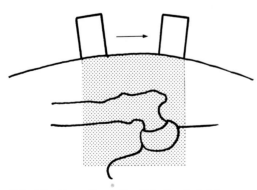

Abb. 1.5 Linear-Scan. Der Schallkopf wird linear an der Körperoberfläche geführt. Die Schallstrahlen dringen parallel in den Körper ein.

Aus den eben erwähnten physikalischen Gesetzmäßigkeiten ergeben sich für den medizinischen Anwendungsbereich des Ultraschalls in summa zwei wichtige Fakten:

1. niedere Frequenz – gute Eindringtiefe – schlechte Auflösung

2. hohe Frequenz – geringe Eindringtiefe – gute Auflösung.

Es ist bei der Wahl der Ultraschallfrequenzen je nach dem zu untersuchenden Organ ein Kompromiß zwischen diesen zwei Möglichkeiten zu schließen.

1.1.7 Möglichkeiten des Bildaufbaues

Wie bereits erwähnt wurde, funktioniert die Bildgebung bei der Sonographie ähnlich wie beim Echolot. Man unterscheidet im Prinzip drei verschiedene Lotungsarten:

1. Compoundscanschnittführung

2. Sektorscanschnitte

3. Linearschnittführung.

Beim *Compoundscan* wird ein einzelner Schallkopf kreisförmig um das Untersuchungsobjekt herumgeführt. Die zu untersuchende Schnittebene ist durch verschiedene Einfallswinkel charakterisiert (Abb. 1.3).

Beim *Sektorscan* wird der Schallkopf um einen in der Sonde gelegenen Drehpunkt bewegt. Durch diese Lotungsart ist es möglich, einen sektorförmigen Schallstrahl durch ein kleines Schallfenster in das Innere des Körpers zu schicken (Abb. 1.4). Diese Lotungsart hat sich besonders bei intrakraniellen Untersuchungen des Säuglings bewährt, bei denen der Schädelinnenraum mit Hilfe des fächerförmigen Schallstrahles durch die große Fontanelle abgetastet werden kann. Auch in der Inneren Medizin wird der Sektorscan nicht nur zur Darstellung intrakranieller, sondern auch intercostaler Leber- und Lungenanteile in Längs- und Querschnitten verwendet.

Beim *Linearscan* wird der Schallkopf nur in einer Ebene geführt. Der Einfallswinkel bleibt unverändert. Dadurch gelingt es, eine verzeichnungsfreie Darstellung von Gewebsanteilen zu erzielen (Abb. 1.5).

Diesen prinzipiellen Lotungsverfahren, die nur Momentaufnahmen des zu untersuchenden Organes liefern, stehen die sogenannten schnellen oder *Realtime-Verfahren* gegenüber, mit denen Bewegungsabläufe dargestellt werden können. Man unterscheidet prinzipiell zwei Varianten von Realtime-Geräten: Solche mit Parallelabtastung

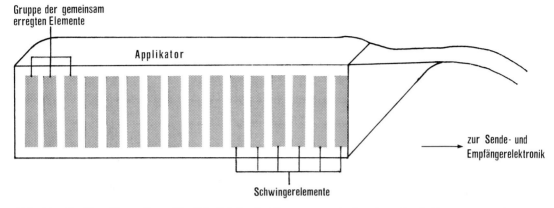

Abb. 1.6   Realtime-Linear-Scan. Die Schallköpfe sind linear angeordnet und werden in Gruppen gemeinsam erregt.

(Linearscan) und Geräte mit sektorförmiger Abtastung (Sektorscan).

Bei den *Realtime-Linearscanner* sind im Schallkopf die Schwingerelemente nebeneinander angeordnet und werden einzeln, meist aber in Gruppen nacheinander, erregt. Werden die einzelnen Gruppen mindestens 20mal pro Sekunde hintereinander erregt, entsteht wegen der Trägheit des menschlichen Auges ein flimmerfreies Bild. Auch Bewegungsabläufe können somit ohne jedes Flimmern am Monitor beobachtet werden. Die Schallstrahlen dringen parallel in das Gewebe ein (Abb. 1.6).

Die *Sektorscanner* stehen auch beim Realtime-Verfahren den Linearscannern gegenüber. Der Sektorscan besteht in der Regel aus bis zu drei Schallelementen, die in einem flüssigkeitsgefüllten Gehäuse gelagert sind. Die Abtastbewegung

wird durch einen fächerförmigen Schallstrahl erzeugt, der durch schnelle Rotation des Schallwandlers im Gehäuse entsteht (Abb. 1.7). Die Schallstrahlen treten nicht parallel, sondern sektorförmig aus.

1.1.8 Bildartefakte

Die Kenntnis einiger Bildartefakte ist für die richtige Interpretation eines Sonogrammes wichtig. Wir bezeichnen als Artefakt die Abbildung von Echos, die keiner reflektierenden Grenzschicht entsprechen, sie sind virtuelle Echos, denen keine reale Grenzschicht zugrunde liegt. Für die praktische Routine sind die wichtigsten Artefakte:

a) Wiederholungsecho
b) Schallschatten
c) die dorsale Schallverstärkung und das Verstärkerrauschen.

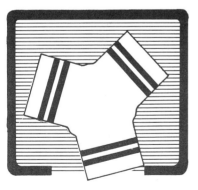

Schallköpfe im Wasserbad

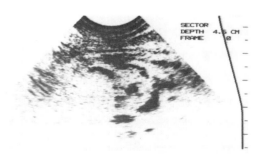

Abb. 1.7   Realtime-Sector-Scan. (Schallwandler halbschematisch mit Original-Hüftsonogramm). Mehrere Schallköpfe rotieren um eine zentrale Achse in einem flüssigkeitsgefüllten Gehäuse. Der Schallstrahl wird sektorförmig in das Gewebe eingestrahlt.

a) Die *Wiederholungsechos* entstehen durch Mehrfachreflexion zwischen zwei stark reflektierenden Grenzflächen. Es entstehen dadurch parallel liegende Reflexstreifen, die hintereinander liegen und keinen realen Grenzflächen entsprechen. Besonders bei Wasservorlaufstrecken kann dieses Phänomen beobachtet werden: Der Schallstrahl pendelt zwischen dem Schallkopfkristall und der Gummimembrane der Wasservorlaufstrecke hin und her. Auch gut konstruierte Wasservorlaufstrecken können durch feine Schmutzpartikelchen oder Algenbildungen die Bildqualität dadurch verschlechtern, daß einerseits die Schmutzpartikeln als feine Echos in der Vorlaufstrecke oder aber als Wiederholungsecho im Gewebe gesehen werden können. Da wir prinzipiell die Anwendung von Lineartransducern den Sektorscannern vorziehen, ist auch bei Neugeborenenhüften eine Wasservorlaufstrecke bei Verwendung der Lineartransducer nicht erforderlich. Unter diesen Voraussetzungen sind bei Hüftsonogrammen Wiederholungsechos praktisch ohne Bedeutung.

b) *Schallschatten:* Diese entstehen an Grenzflächen, an denen die Schallwelle total reflektiert wird (Knochen). Es entzieht sich daher das im Schallschatten liegende Gewebe der sonographischen Darstellung. Hinter total reflektierenden Flächen entsteht eine komplette Schallauslöschung. In der inneren Medizin wird bei der Stein-Diagnostik der Schallschatten diagnostisch genutzt (Abb. 1.2). Auch bei der Anwendung am Hüftgelenk wird uns das Phänomen des Schallschattens noch begegnen (Halbmondphänomen an großen Hüftkopfkernen, Schallschatten an gut ausgebildeten knöchernen Pfannenerkern!).

c) Die sogenannte *dorsale Schallverstärkung* entsteht hinter flüssigkeitsgefüllten Hohlräumen. Durch die fehlende Abschwächung der Schallimpulse erscheint das hinter der Flüssigkeit gelegene Gewebe mit deutlich höherer Echogenität als das schallkopfnahe. Bei der Anwendung der Sonographie am Hüftgelenk hat die dorsale Schallverstärkung keine gravierende Bedeutung.

Das Verstärkerrauschen ist ein gerätebedingter Artefakt. Die in der Tiefe liegenden Echos müssen mehr verstärkt werden und erreichen allmählich die Rausch-Schwelle des Verstärkers. Es kommt daher in großen Gewebstiefen zur Abbildung feiner Echos ohne Darstellung von echofreien Arealen, wenn nicht das Rauschen herausgefiltert wird. Dem Verstärkerrauschen kommt bei der Hüftsonographie keine wesentliche Be-

deutung zu, da die Säuglingshüfte in verhältnismäßig geringer Tiefe (2–6 cm) liegt.

1.2 Biologische Wirkungen und Sicherheitsfragen

Obwohl seit 25 Jahren keine negativen Auswirkungen bei der diagnostischen Anwendung der Sonographie bekannt sind, wird immer wieder die Frage nach negativen biologischen Wirkungen und den Schädigungsmöglichkeiten aufgeworfen.

Die Frage der Schädigungsmöglichkeiten ist deshalb sehr interessant, weil die Orthopädie besonders im Bereiche der Säuglingshüfte immer wieder bei den Röntgenuntersuchungen mit der Frage des Strahlenschutzes, der Strahlenbelastung und der Möglichkeit der Strahlenschädigung konfrontiert wird.

Gibt es nun bei der diagnostischen Anwendung des Ultraschalls Schädigungsmöglichkeiten? Wenn nicht bei einmaliger Untersuchung, so vielleicht bei hoher Untersuchungsfrequenz? Spielt die Beschallungsdauer eine Rolle? Gibt es Summationseffekte?

Besonders bei der Sonographie der Hüfte ist durch die relative Gonadennähe die Frage der Schädigungsmöglichkeiten durch Sonographie zu stellen.

Zum Verständnis der biologischen Wirkungen des Ultraschalls ist die Kenntnis der physikalisch-chemischen Primärwirkungen notwendig.

1.2.1 Primärwirkung

a) Wärmeentwicklung

Der Erwärmungsgrad ist abhängig von der Beschallungsdauer, von der Schallintensität, dem Absorptionskoeffizienten und der Leitfähigkeit des Gewebes einerseits, andererseits von der Kapazität der Wärmeableitung durch das Blut. Der Absorptionskoeffizient nimmt mit steigender Frequenz zu, die Absorption ist im Knochen stark, im Fett gering ausgeprägt. Oberflächliche Schichten werden natürlich stärker erwärmt als tiefe. Die therapeutische Nutzung des Ultraschalls mit hoher Intensität wird mit Ultraschallbestrahlungsgeräten seit langem durchgeführt. Bei diagnostischen Intensitäten spielt aber die Wärmeentwicklung des Ultraschalls keine Rolle (*H. D. Rott* 1984).

b) Mikrostreaming und Kavitation

Das Phänomen der *Kavitation* tritt nur bei therapeutischen, nicht bei diagnostischen Intensitäten auf. Es wird durch Ultraschall in Flüssigkeiten und Geweben die Bildung von Gasblasen induziert. Kollabieren diese während der Druckphase, entstehen hohe Druckwerte und Temperaturen, die sekundär zu Zell- oder Gewebszerreißungen führen können. Diese oscillierenden Blasen schwingen in der Regel asymmetrisch. Die daraus resultierenden Flüssigkeits- und Plasmabewegungen werden als *Mikrostreaming* bezeichnet. Es entstehen dabei Scherkräfte, bei denen Membran- und Zellschäden theoretisch nicht ausgeschlossen werden können.

c) Chemische Wirkungen

Depolymerisationseffekte bei Makromolekülen wurden in der Literatur beschrieben (*H. D. Rott* 1984). Auch an verschiedenen Proteinen, u. a. auch an isolierten Desoxyribonucleinsäuren, wurden diese Effekte experimentell nachgewiesen. An zellulären DNA ist für diesen Effekt die Molekülgröße zu gering, so daß die mechanische Energie einer Wellenlänge für die Depolymerisation nicht wirksam werden kann.

Alle diese Primärwirkungen sind abhängig von der Ultraschallintensität und der Frequenz. Die heute benutzten Diagnosegeräte liegen mit Leistungen von 5–50 mW/cm^2 weit unter jeder experimentell erzeugten Schädigungsmöglichkeit. Es unterscheidet sich die diagnostische Ultraschallanwendung dadurch wesentlich von den ionisierenden Strahlen, bei denen die Primärwirkungen unabhängig von Dosis und Intensität sind.

1.2.2 Biologische Wirkungen

Wood und *Loomis* (1927) konnten Fische und Frösche durch mit hoher Energie eingestrahltem Ultraschall nach einer Minute Schallzeit töten. Experimentelle Untersuchungen ergaben, daß bei hoher Intensität, Frequenz und Dauer der Beschallung thermische Wirkungen bis zur Nekrose und Hämorrhagien sowie Gewebszerreißungen durch Kavitation zu erzeugen waren.

Diagnostische Ultraschallintensitäten können derartige Läsionen nicht herbeiführen.

a) Teratogenität

Lediglich im Tierversuch konnte eine Teratogenität bei der Maus erzielt werden. Dieser teratogene Effekt wurde als rein thermisch bedingt angesehen.

Umfangreiche Nachuntersuchungen und Literaturangaben konnten bei ultraschall-exponierten Feten keinerlei Häufung von Aborten oder Mißbildungen aufdecken (*H. D. Rott* 1984).

b) Mutagenität

Die Untersuchungen auf Mutagenität des Ultraschalls sind zahlreich. Sie wurden an Bakterien und Pflanzen, tierischen und menschlichen Zellkulturen durchgeführt (*Abdulla* et al. 1971, *Wegner* et al. 1980). Bei Pflanzen und Insekten wurden wiederholt nach Beschallung mit Frequenzen unter 0,8 MHz und therapeutischen Intensitäten vermehrte Chromosomen-Aberrationen gefunden. Dieser Umstand wird darauf zurückgeführt, daß die beschallten Organismen mit luftgefüllten Hohlräumen durchsetzt waren und die Schädigung durch Mikrostreaming entstand. An Menschen konnte bisher keine Mutagenität festgestellt werden. Auch die Frage der Ko-Mutagenität, d. h. ob Ultraschall ein mutagenes Agens verstärken kann, konnte bisher noch nicht eindeutig geklärt werden. Ein sicherer Hinweis für Ko-Mutagenität konnte bis dato nicht gefunden werden.

Feststellung über biologische Ultraschallwirkungen bei Säugern in vivo – AIUM (American Institute for Ultrasound in Medicine) Statement, Stand 1982

Im Frequenzbereich von wenigen Megahertz hat es bis jetzt keine gesicherten, eindeutigen biologischen Wirkungen gegeben, wenn Säugetiergewebe Intensitäten[1] unter 100 mW/cm^2 ausgesetzt war. Solche Wirkungen konnten auch bei höheren Intensitäten dann nicht gefunden werden, wenn bei Beschallungszeiten[2] von weniger als 500 Sek. und mehr als einer Sek. das Produkt aus Intensität[1] und Beschallungszeit[2] kleiner als 50 Joule/cm^2 war.

Schlußbemerkung

Der Ultraschall wird seit nahezu 30 Jahren zu diagnostischen Zwecken eingesetzt, ohne daß bisher eine sichere Schädigung durch diese Untersuchungsmethode nachgewiesen werden konnte. Es kann daher nach heutigem Wissens-

---

[1] Räumlicher Spitzenwert, zeitlicher Mittelwert, gemessen im freien Feld in Wasser.

[2] Gesamtzeit; sie umfaßt die An- und Auszeit beim Impulsschall.

stand angenommen werden, daß das diagnostische Ultraschallverfahren mit den derzeit verwendeten Intensitäten harm- und risikolos ist.

Die derzeit im Handel befindlichen Ultraschallgeräte arbeiten weit unter den von der AIUM festgelegten Intensitätswerten. Keinesfalls darf aber die diagnostische Ultraschallanwendung mit der therapeutischen Anwendung verwechselt werden, die mit weit höheren Intensitäten auf der Basis der Wärmeentwicklung arbeitet.

2 Ultraschalldiagnostik in der Orthopädie

2.1 Bisherige Anwendung

Die Ultraschallwelle wird beim Auftreffen auf Knochen total reflektiert. Das Innere des Knochens entzieht sich daher durch Schallschattenbildung der sonographischen Darstellung. Die Darstellbarkeit von knöchernen Strukturen beschränkt sich daher auf ihre Oberfläche. Dies ist sicherlich der Grund, daß der Ultraschall als Diagnosemittel zwar relativ früh, aber nur zögernd Zugang zur Orthopädie fand.

So wurde von *Kratochwil* und *Zweymüller* (1974) die Abgrenzung invasiv wachsender *Knochentumore* gegenüber ihrer Umgebung durchgeführt. Dieselben Autoren (*Zweymüller* et al. 1975) beschrieben die sonographische Lokalisierung eines *Psoasabszesses*. Die wohl häufigsten Untersuchungen wurden an *Popliteacysten* durchgeführt (*Baumann* und *Kremer* 1977, *Lukes* et al. 1980, *Simpson* et al. 1980).

Auch *Poplitea-Cysten Rupturen* (*Gompels* und *Darlington* 1977, *Gebel* et al. 1978) sowie *Arteria poplitea-Aneurismen* (*Lawson* und *Mittler* 1978) wurden beschrieben.

Die Abgrenzung und den Ursprung invasiv wachsender osteogener Tumoren intra- und extraabdominell mittels Ultraschalldiagnostik versuchten *Desantos* und *Goldstein* (1978). Denselben Weg beschrieben *Kramps* und *Lenschow* (1979) mit Ultraschalluntersuchungen bei *Knochencysten* und *Knochentumoren*.

Weitere Ansätze, um die Sonographie in der Orthopädie zu integrieren, zeigen Untersuchungen von *Greenfield* et al. (1981), die sonographisch Analysen bei *Knochenumbaustörungen* und Knochensystemerkrankungen durchführten. Auch Untersuchungen zum Ultraschall-Verhalten des *Muskelgewebes* durch *Nassiri* et al. (1979) liegen vor.

Es war naheliegend, die Sonographie auch zur Überprüfung von Konsolidierungstendenzen bei *Frakturen* einzusetzen (*Abendschein* und *Hyatt* 1972, *Hinkefuß* 1974, *Gramlich* et al. 1978). Die von *Leitgeb* durchgeführten Untersuchungen zur Festigkeitsprüfung von *Callusgewebe* nach Frak-turen zeigen erste Ansätze, die Knochenbruchheilung sonographisch zu überwachen.

Stuhler et al. wiesen auf die Untersuchungen des *Patellagleitlagers* mittels Ultraschall (1980) hin. Die diagnostische Problemstellung der *Wirbelsäulenstenosen* regten *Porter* et al. (1978) zur Messung der Wirbelkanalweite an. *Stockdale* und *Finlay* (1980), *Hawkes* und *Roberts* (1980) und *Kadziolka* et al. (1981) beschritten denselben Weg.

Vom heutigen Gesichtspunkt aus ist die Computertomographie im Bereiche der Wirbelsäule der Sonographie überlegen. *Dorn* et al. (1981) berichten über die Untersuchungsmöglichkeiten bei *Skoliosen* mit Hilfe der Sonographie. Die bisherigen Anwendungsmöglichkeiten und sonographischen Untersuchungen in der Orthopädie faßt *Stuhler* (1982) erstmals übersichtsmäßig zusammen. Alle Bemühungen, den Ultraschall zu diagnostischen Zwecken einzusetzen, waren primär von der Idee der Strahleneinsparung bei den meist jugendlichen Patienten getragen. Die Untersuchungen sollten die Röntgenstrahlenbelastung verringern. Als nicht invasives, nicht strahlenbelastendes und nach unseren heutigen Kenntnissen vollständig unschädliches Untersuchungsmittel bot sich die Sonographie auch bei der kindlichen Hüfte an. Angeregt durch die sonographischen Untersuchungen an Erwachsenen-Hüften durch *Kramps* und *Lenschow* (1978) haben wir 1978 begonnen, die Säuglingshüfte systematisch mittels Ultraschall zu untersuchen.

Die ersten Untersuchungen wurden mit einem von Hand geführten Compound-Scanner durchgeführt. Nach zweijährigen experimentellen Untersuchungen haben wir erstmals über die Möglichkeit berichtet, mittels Ultraschalluntersuchungen eine Hüftluxation zu diagnostizieren (*Graf* 1980). Im Laufe der weiteren Entwicklung konnten wir bei der klinischen Anwendung immer bessere Geräte mit höherer Detailauflösung einsetzen. Anhand von weiteren experimentellen und parallel dazu verlaufenden klinischen Untersuchungen wurde die Identifizierung der sonographischen Strukturen der Säuglingshüfte restlos durchgeführt (*Graf* 1981/82). Mit der Einführung der hochauflösenden Real-Time-Geräte wurde nicht nur die Aufnahmetechnik standardisiert, sondern es konnte auch ein Meßverfahren angeboten werden. Dieses mußte erst im klinischen Betrieb auf seine Tauglichkeit überprüft werden, so daß wir erst 1983 darüber berichteten. Durch Vergleich der sonographischen Untersuchungen mit histologischen Untersuchungen von *Oelkers* (1961, 1981) wurden sonographische Strukturen im Pfannendachbereich näher identifiziert. Sie brachten uns in der Typisierung der Hüftsonogramme wesentlich weiter. *Schuler* führte die Überprüfung der von uns erarbeiteten Winkelangaben durch und kontrollierte die Tauglichkeit der Methode an seinem Krankengut (*Schuler* 1983, 1984, *Schuler* und *Rossak* 1984).

Auch die Fehlermöglichkeiten und Grenzen der Methode treten immer stärker hervor. Auf sie wird im vorliegenden Kompendium besonders eingegangen. Nach anfänglicher Skepsis folgte mit der Möglichkeit, sonographisch Dysplasien sogar bei Neugeborenen zu diagnostizieren, unglaubliche Euphorie. Neuere Untersuchungen dämpften diese Euphorie durch Aufdeckung von Fehlermöglichkeiten und Grenzen der Methode.

Gerechtfertigt bleibt der Optimismus, ab Geburt Säuglingshüften beliebig oft zu Kontrollzwecken und ohne jegliche Strahlenbelastung untersuchen zu können. Hüftreifungsstörungen können nun zum frühestmöglichen Zeitpunkt aufgedeckt werden, so daß das Netz um die Hüftreifungsstörung enger als bisher gezogen werden kann.

2.2 Ultraschallgeräte für den orthopädischen Anwendungsbereich

Wie in den vorigen Kapiteln erklärt wurde, bestehen prinzipielle Unterschiede zwischen den verschiedenen von Hand durchgeführten Scan-Arten mit langsamem Bildaufbau und dem sogenannten Realtime-Verfahren mit schnellem Bildaufbau, der es auch gestattet, Bewegungsvorgänge darzustellen.

Auch wir haben zu Beginn unserer Untersuchungen an der Säuglingshüfte das Compound-Verfahren mit linearer Abtastung benützt. Es wurde dabei ein einzelner Schallkopf von Hand über die Hüfte bewegt. Auch in dieser Publikation finden sich einige Compoundbilder, deren Qualität durch das große Auflösungsvermögen dieser Geräte bestechend ist. Durch den verhältnismäßig langsamen Bildaufbau und die nicht immer sicher gewährleistete parallele Schalleinstrahlung

in das Gewebe war es aber schwierig, die strengen Kriterien, die wir heute an ein Schnittbild bei der Säuglingshüfte stellen, zu erfüllen. Wir haben daher das Compoundverfahren zugunsten des Realtime-Verfahrens mit Schallbildern, die in schneller Folge vom Ultraschallgerät selbst aufgebaut werden, gänzlich verlassen. Auch im orthopädischen Anwendungsbereich ist es von Vorteil, Bewegungsabläufe direkt am Monitor beobachten zu können. Im speziellen Falle bietet die Realtime-Technik den unschätzbaren Vorteil, Stellungsänderungen des Hüftkopfes im Acetabulum während der Abduktion und Adduktion zu beobachten. Noch wesentlicher ist die Aussagemöglichkeit bei Zug und Druck auf den Hüftkopf bei fraglich instabilen Hüften. Das Luxieren des Hüftkopfs kann direkt am Bildmonitor verfolgt werden und trägt so wesentlich zur Diagnosesicherung bei. Durch den schnellen Bildaufbau ist es auch möglich, durch kontinuierliches Parallelverschieben des Schallkopfes die Hüfte systematisch tomogrammartig durchzumustern. Nicht zuletzt ist die Handlichkeit der modernen, hochauflösenden Realtime-Geräte von Vorteil. Prinzipiell besteht die Möglichkeit, Linear- oder Sektorscanner zu benützen.

2.2.1 Parallelscan (Linear-Scan)

Bei elektronischen Linear-Scannern sind die Schallköpfe mit bis zu 64 Schallelementen in starrer Anordnung linear angeordnet (Abb. 1.6). Die Schallelemente werden in Gruppen elektronisch erregt und bauen ein Ultraschallbild mit parallelen Bildzeilen auf. Die Schallstrahlen treffen senkrecht auf das Gewebe auf. Bei der Untersuchung der Säuglingshüfte haben wir prinzipiell dem Linear-Scan den Vorzug gegeben. Der Grund dafür ist, daß durch die lineare Anordnung der Schallköpfe im Schallwandler (= Transducer) das Gerät einen länglichen Bau aufweist (Abb. 12.1a bis d) und der Untersucher sich bereits von außen übersichtsmäßig über die zu erwartende Schnittebene im Gewebe orientieren kann. Eine Wasservorlaufstrecke ist bei diesen Scannern nicht erforderlich. Störende Doppelechos oder Streuechos durch die Wasservorlaufstrecke fallen weg. Durch die parallele Einstrahlung der Schallstrahlen treten hinter schallundurchlässigen Grenzflächen, wie am Knochen, deutliche Schallschatten auf. Diese können beim Aufbau der Diagnose und Identifizierung anatomischer Strukturen an der Säuglingshüfte mitverwendet werden. Der standardisierte und systematisierte Abtastvorgang ist mit dem Linearscan-

ner unserer Erfahrung nach besonders bei unge-
übteren Untersuchern leichter zu bewerkstel-
ligen.

2.2.2 Sektorscan (Abb. 1.7)

Durch den manchmal winkeligen Bau der Transducer ist das Handling von Haus aus bei kleinen
Säuglingshüften schwieriger. Der Untersucher
kann sich nicht so ideal wie bei in länglicher
Richtung gebauten Linear-Scan von außen bereits über die Schnittebene an der Säuglingshüfte
orientieren. Durch verhältnismäßig kleine An-
koppelungsflächen mit zusätzlich angebrachter
Wasservorlaufstrecke rutscht man auf der kleinen Ankoppelungsfläche am Trochanter major,
insbesondere bei der Untersuchung von Neugeborenenhüften, gerne nach vorne oder nach hinten ab. Das Nachjustieren und Aufsuchen korrekter Schnittebenen ist unserer Erfahrung nach
selbst für geübte Untersucher schwierig, aber
prinzipiell möglich. Durch die sektorförmige Einstrahlung des Schallstrahles kann bei sehr nahe
unter der Haut liegenden Objekten, wie es die
Neugeborenenhüfte darstellt, die Sektorenbe-
grenzung für die Beurteilung der Säuglingshüfte
wichtige proximale und distale Bildabschnitte ab-
schneiden. Der Bildausschnitt wird in diesem
Falle so klein, daß es Schwierigkeiten bereiten
kann, dieses Bild zusätzlich noch mit Meßlinien
für Winkelmessungen zu versehen.

Es ist natürlich prinzipiell möglich, beide Systeme zu verwenden. Unserer Erfahrung nach haben sich die Lineartransducer für die Sonographie der Säuglingshüfte besser als die Sektorscanner bewährt.

Anmerkung

In das vorliegende Kompendium haben wir bewußt viele Compound-Bilder aufgenommen.
Diese eignen sich durch ihre hohe Auflösung
hervorragend zu Demonstrationszwecken. Im
Routinebetrieb werden nur mehr Realtime-Verfahren angewandt.

2.2.3 Geräteeinstellung

Die Vielzahl an Einstellungsmöglichkeiten an Ultraschallgeräten kann Anfänger verwirren. Es
sollen daher nur die wesentlichen und prinzipiellen Einstellungsmöglichkeiten hervorgehoben
werden.

Die vom Schallkopf ausgesandten und wieder
empfangenen Echos müssen im Sinne einer Si-
gnalverarbeitung nachverarbeitet werden. Der

Untersucher kann über verschiedene Regler den
Prozeß des Bildaufbaues beeinflussen. Die wichtigsten Regelgrößen zur Bildeinstellung sind:

a) der Schallintensitätsregler
b) der Tiefenausgleich
c) der Kontrastregler oder Filter.

a) Der Schallintensitätsregler

Er bestimmt die Energie, mit der das Gewebe
beschallt wird. Für die Untersuchung tiefer gele-
gener Gewebsanteile ist mehr Schallenergie notwendig.

b) Der Tiefenausgleich

Es ist verständlich, daß die Schallreflexe mit zunehmender Tiefe an Intensität abnehmen, d. h.
die Bildimpulse aus der Tiefe sind schwächer.
Um ein gleichmäßig helles Bild zu erhalten, ist es
daher notwendig, die aus der Tiefe kommenden
Schallreflexe mehr zu verstärken als die mittleren
und die oberflächlichen. Geräte der mittleren
und höheren Preiskategorie besitzen in der Regel
eine Grundverstärkung, die primär eingestellt
werden kann. Die Verstärkung für verschiedene
Tiefenbereiche kann zusätzlich gesondert eingestellt werden (Abb. 2.1a–c).

c) Die Kontrastregelung

Diese geschieht durch das Filtern schwacher
Echos. Mit diesem Regler kann bestimmt werden, bis zu welcher Intensitätsschwelle Echos
unberücksichtigt bleiben. Je kontrastreicher das
Bild ist, desto höher ist die Intensitätsschwelle,
bis zu der diese Echos unberücksichtigt bleiben.
Die Organkonturen können verbessert dargestellt und die Abgrenzung derselben gegenüber
Nachbarorganen kann dadurch wesentlich verbessert werden.

d) Pre- und Postprocessing

Die soeben beschriebenen Funktionen werden
während bzw. vor dem Bildaufbau geregelt und
werden als *Preprocessing* zusammengefaßt.
Technologisch besser ausgestattete Ultraschallgeräte mit digitalen Bildverarbeitungen können
das bereits am Bildschirm fertige Bild in Hellig-
keit und Kontrast noch zusätzlich verändern
(Postprocessing).

Das Bild kann für den Betrachter in verschiedenen Einstellungen fallweise evtl. verdeutlicht
werden. Eine prinzipielle zusätzliche Mehrinfor-
mation kann nicht gewonnen werden. Daraus
folgt, daß ein schlechtes Preprocessing niemals

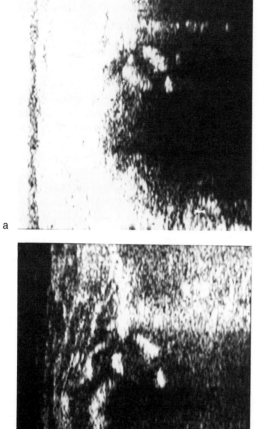

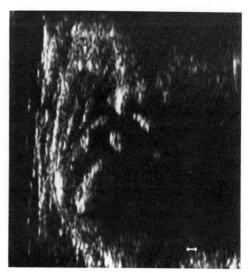

a

b

c

Abb. 2.1 Verschieden eingestellter Tiefenausgleich. Die Schalleinstrahlung erfolgt am Bild von links nach rechts (von der Oberfläche in tiefere Schichten).
a) Die Anfangsverstärkung wurde zu stark eingestellt. Die li. (oberflächliche) Bildhälfte ist überstrahlt.
b) Korrekt eingestellter Tiefenausgleich mit gleichmäßigem Bild von li. nach re.
c) Die re. Bildhälfte ist überstrahlt. Die Echos aus der Tiefe wurden zu stark verstärkt.

durch ein noch so aufwendig gestaltetes elektronisches (und kostensteigerndes) Postprocessing kompensiert werden kann.

Für die Geräteabstimmung bei sonographischen Untersuchungen der Säuglingshüfte sollte der „Nahfocus" benützt werden. Der Schallstrahl ist im Nahbereich in einer Tiefe von 2–6 cm fokussiert und gewährleistet in diesem für die Hüfte interessanten Tiefenbereich die optimale Auflösung. Nah- und Fernverstärkung sollen durch ihre Abstimmung von der Subcutis bis in die Fossa acetabuli ein gleichmäßig helles Bild erzeugen.

Intensitätsregler, Tiefenausgleich und Kontrast-

regler werden so abgestimmt, daß der hyaline Hüftkopf echofrei oder echoarm ist. Die Einstellungsfehler sind in Abb. 2.1a bis c dargestellt. In Abb. a sind die Anfangsechos zu stark verstärkt. Das Bild wirkt auf der linken Bildseite überstrahlt. In Abb. b ist das Bild von links nach rechts gleichmäßig hell. Die Intensität könnte eine Spur stärker sein. In Abb. c sind die Tiefenechos zu stark verstärkt, die Anfangsechos wurden zu stark unterdrückt.

2.2.4 Gerätewahl

Es ist natürlich sehr schwer, bei der Fülle an technologisch verschieden ausgestatteten Ultraschallgeräten mit hohen Preisunterschieden Empfehlungen abzugeben. Prinzipiell empfehlen wir einen 5-MHz-Lineartransducer. Die Verwendung des 5-MHz-Transducer stellt einen Kompromiß zwischen Auflösung und Eindringtiefe dar. 5 MHz sind für die Untersuchung der Neugeborenenhüfte gerade noch ausreichend, können aber auch bei einer 12 Monate alten Hüfte mit genügender Auflösung und Eindringtiefe eingesetzt werden. Anwendungsgebiete in der inneren Medizin oder Gynäkologie bei Mehrfachverwendung in verschiedenen medizinischen Fachgebieten sind ebenfalls problemlos möglich. Werden nur Neugeborenenhüften in geburtshilflichen Abteilungen untersucht, ist ein 7-MHz-Schallwandler anzuraten. Die feinen Strukturen der Neugeborenenhüfte kommen noch besser zur Darstellung. Auf große Eindringtiefe kann verzichtet werden.

Immer wieder werden wir zur Stellungnahme aufgefordert, welche Geräte für den orthopädischen Anwendungsbereich zu empfehlen sind.

Es sind prinzipiell keine speziellen Ultraschallgeräte bei der Untersuchung der Säuglingshüfte notwendig. Sie sollten nur die angeführten Kriterien, die den Schallwandler betreffen, erfüllen. Zusätzlich müssen aber gewisse Qualitätsanforderungen an die Sonogramme im Sinne der korrekten Bildinterpretation unbedingt gestellt werden.

Die folgenden Empfehlungen sind nur ein Versuch, dem Neuling einen groben Überblick über die verschiedenen Geräte in differenten Preiskategorien als primäre Hilfestellung zu geben. Es ist dies nur die subjektive Meinung des Autors, mit Bemühung um Objektivität. Es kann nur der derzeitige technologische Stand in Relation zum Anschaffungspreis bei Anwendungsgebieten in der Orthopädie berücksichtigt werden.

a) Einfachgeräte

Diese sind in der Regel einfache, tragbare Geräte. Sie besitzen einen Intensitätsregler und Regler für drei Tiefenbereiche ohne Postprocessing. Eine Schreibmaschinentastatur (Alphanumerik) ist in der Regel nicht vorhanden. Die Patientendokumentation erfolgt nur über Zahlensysteme. Fuß- oder Handschalter, um das Bild am Monitor einzufrieren, müssen extra dazugekauft werden. Den verhältnismäßig niedrigen Anschaffungskosten stehen enge Limitierung in der Anwendung bei gerade noch ausreichender Bildqualität in Bezug auf die Säuglingshüfte gegenüber. Der

Monitor des Gerätes ist in der Regel so klein, daß ein größerer Zweitmonitor angeschafft werden muß. Fehlende Alphanumerik erschwert die Patientendokumentation wesentlich.

Diese Geräte sind nur als Einstieg oder bei geringer Untersuchungsfrequenz gerade noch zulässig.

b) Mittelklassegeräte

Bei dieser Gerätekategorie wird Hochtechnologie in Form von Kompaktgeräten angeboten. Das Pre- und Postprocessing ist nicht übertrieben und gerade ausreichend. Meist bieten diese Geräte Anschlußmöglichkeiten für Schallköpfe mit verschiedenen MHz. Die alphabetische Dateneingabe (Alphanumerik) ist möglich und erleichtert die Bilddokumentation und die Eingabe von wichtigen Zusatzinformationen direkt am Bild wesentlich. Diese Geräte besitzen in der Regel eine sehr gute Bildqualität. Sie decken sämtliche Untersuchungsbereiche, nicht nur in der Orthopädie, sondern auch in der inneren Medizin und Gynäkologie ab. Sie haben sich im Routinebetrieb in unserer Ambulanz bestens bewährt. Sie sind mobil, fallweise aber auch als tragbare Geräte konzipiert. Einzelne Geräte besitzen bereits eine elektronische Winkelmeßeinrichtung, die für orthopädische Belange recht nützlich sein kann.

c) Hochtechnologiegeräte

Diese Geräte oberster Preiskategorie sind in der Bildqualität noch etwas besser als jene der vorher genannten Gruppe. Sie besitzen ein sehr ausgefeiltes und aufwendiges Pre- und Postprocessing. Anschlußmöglichkeiten für Lineartransducer mit verschiedenen MHz sowie Sektorscannern sind gleichzeitig vorhanden. Diese Geräte ermöglichen, sämtliche Anwendungsbereiche des Ultraschalls nach dem heutigen Standard abzudecken. Sie sind aber wahrscheinlich aufgrund ihrer Ausrüstung und ihrer Anschaffungskosten eher Kliniken mit verschiedenen Aufgabenstellungen vorbehalten.

2.3 Bilddokumentation und Dokumentationssysteme

2.3.1 Allgemeine und prinzipielle Anforderungen

Die Bilddokumentation spielt eine nicht unwesentliche Rolle. Ein technisch einwandfreies, gut dokumentiertes Sonogramm kann die richtige

Befundung wesentlich erleichtern. Es ist üblich und sinnvoll, zwei Bilder jeder Hüfte möglichst in der Standardebene zu dokumentieren. Die Reflexionsverhältnisse sind nicht jedesmal gleich. Durch leicht geänderte Reflexionswinkel können innerhalb repräsentativer Schnitte einzelne Details, z. B. das Labrum acetabulare, noch besser dargestellt werden. Die Bildgröße soll ein Ausmessen der Sonogramme von Hand aus ermöglichen. Wird die Winkelmessung elektronisch mit dem Ultraschallgerät durchgeführt, kann das erste Sonogramm mit Meßlinien dokumentiert werden. Das zweite Bild bleibt meßlinienfrei, um wichtige Bezugspunkte nicht durch Meßlinien abzudecken.

Entsprechend internationaler Normen werden Sonogramme auf schwarzem Bildhintergrund dokumentiert. Der Grund dafür ist, daß Grauwertstufen, wie sie besonders in der inneren Medizin zur Gewebsdifferenzierung gebraucht werden, auf dunklem Hintergrund besser zu differenzieren sind. Dies ist bei Hüftsonogrammen in diesem Ausmaß nicht erforderlich. Wir haben es bei der Säuglingshüfte mit wenig differenten Geweben zu tun, Grauwertstufen führen eher zu einer gewissen „Unschärfe". Gefordert werden möglichst „scharfe", kontrastreiche Bilder, die auf hellem Hintergrund besser zu erkennen sind. Nicht zu vergessen ist der Umstand, daß Hüftsonogramme meist mit Bleistiften ausgemessen werden. Auf dunklem Hintergrund sind die Meßlinien schlecht zu erkennen. Bei der Betrachtung des Bildes auf dem Monitor ist letzteres Argument hinfällig. Wir haben daher am Monitor den dunklen Hintergrund entsprechend den üblichen Gepflogenheiten belassen.

Aus rein praktischen Überlegungen sind wir aber wieder dazu übergegangen, die Dokumentation auf hellem Bildhintergrund durchzuführen. Die in diesem Kompendium vorliegenden Abbildungen sind zum Teil Negative von Kontaktkopien mit hellem Hintergrund und entsprechen somit wieder den internationalen Bildnormen.

Durch den dynamischen Untersuchungsvorgang gewinnt der Untersucher einen exzellenten Überblick über Biomechanik und Überdachungsverhältnisse des Hüftgelenks. Die Diagnose wird in der Regel vom Geübten direkt vom Bildschirm gestellt. Zur Dokumentation darf prinzipiell nur die standardisierte Schnittebene (= Meßebene) herangezogen werden. Natürlich können bei interessanten Befunden zusätzliche Abbildungen bei freier Wahl der Schnittebenen angefertigt werden. Auch die Druckauswirkungen auf das

Pfannendach bei der dynamischen Untersuchung können durch Zusatzbilder dokumentiert werden.

Die Vielfalt der angebotenen Dokumentationssysteme zeigt, daß es kein für alle Zwecke gleich gut geeignetes Abbildungssystem gibt. Es stehen im wesentlichen folgende Systeme zur Verfügung:

Sofortbildkamera
Kleinbildkamera
Multiformatkamera
Videobandaufzeichnungen
Magnetaufzeichnungen
Dry Copies.

Die Auswahl eines dieser angebotenen Systeme richtet sich nach Patientenfrequenz, Betriebs- und Materialkosten, Archivierbarkeit, Bildqualität, Demonstrierbarkeit und Erfassung dynamischer Vorgänge. Nicht zuletzt spielen Investitions- und Betriebskosten eine Rolle. Die Vor- und Nachteile der einzelnen Systeme sollen aufgrund unserer Erfahrungen bei der Hüftsonographie dargelegt werden. Die Empfehlungen sind daher nicht allgemein gültig, sondern sollen nur die subjektive Meinung und Erfahrung des Autors in Stichworten widergeben.

2.3.2 Sofortbildkamera

Das Sofortbildsystem hat von allen Dokumentationssystemen die geringsten Anschaffungskosten. Wir müssen aber aus Sicherheitsgründen pro Hüfte zwei dokumentierte Bilder fordern. Für einen Patienten sind daher vier Bilder erforderlich. Dies hat zur Folge, daß die Betriebskosten erheblich ansteigen. Weitere Nachteile sind die eher mäßige Bildqualität. Belichtungsschwankungen durch geänderte Ultraschallgeräteeinstellung führen leicht zu Über- oder Unterbelichtung. Nach der Bildentwicklung rollen sich die Papierbilder gerne ein, vergilben manchmal durch mangelhafte Fixation bereits nach kurzer Zeit und sind sehr kratzempfindlich (Meßtechnik!). Wegen der hohen Betriebskosten und des raschen Qualitätsverlustes erscheint uns dieses Dokumentationssystem für den Routinebetrieb nicht geeignet und ist bestenfalls bei sehr geringem Patientenanfall tolerabel. Wir haben dieses Dokumentationssystem vollständig verlassen.

2.3.3 Kleinbildkamera

Es entsteht praktisch kein Qualitätsverlust bei der Bildübertragung bei nicht übermäßigen Anschaffungskosten und geringen Betriebskosten. Der eingelegte Schwarz-Weiß-Film kann in der meist vorhandenen Röntgenentwicklungsmaschine entwickelt werden.

Nachteile: Das Bild steht zu Kontrollzwecken nicht sofort zur Verfügung, ist sehr klein und muß bei Bedarf nachvergrößert werden. Eine Ausmessung von Hand ist primär wegen des Bildformates nicht möglich. Außerdem ist es sehr umständlich, die Bilder in Diagröße zusammen mit eventuell notwendigen Röntgenbildern zu archivieren. Nachteilig hat sich auch ausgewirkt,

daß die Bilder nach Untersuchung des Patienten und vollbelichtetem Film in einem zweiten Arbeitsgang in ein Archiv eingeordnet werden müssen.

Wir haben nach anfänglicher Dokumentation mit der Kleinbildkamera dieses System wegen der Umständlichkeit wieder vollständig verlassen.

2.3.4 Multiformatkamera

Es sind dies Kamerasysteme, die entweder direkt auf dem Bildschirm mittels eines Tubus aufgesteckt werden, oder den Videoausgang zur elek-

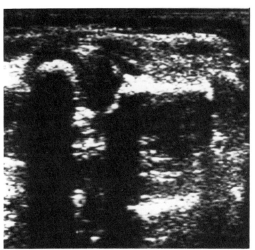

LI, Esser, Tamara, 2 Mon.

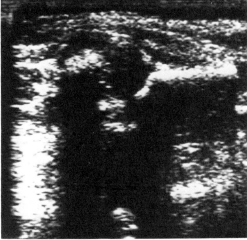

RE, Esser, Tamara, 2 Mon.

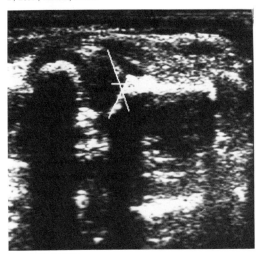

LI, α: 58.2°, β: 73.5°

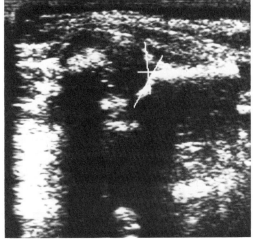

RE, α: 58.0°, β: 82.6°

Abb. 2.2 Bilddokumentation mit Multiformatkamera, Foliengöße 18 × 24 cm. Wegen differenter Reflexionsverhältnisse müssen 2 Bilder jeder Hüfte dokumentiert werden. Seitenbezeichnung: RE (rechts), LI (links). Name, Altersangabe.
Je 1 Bild bleibt meßlinienfrei, um nicht wichtige Details zu überdecken. 1 Bild jeder Hüfte, in diesem Fall mit elektronisch gemessenem Winkel Alpha und Beta und eingezeichneten Meßlinien wird dokumentiert.

tronischen Bildübertragung benützen. Den verhältnismäßig hohen Investitionskosten stehen exzellente Bildqualität und nicht über Röntgendokumentationskosten hinausgehende Betriebskosten gegenüber. Auf einer Foliengröße von 18 × 24 cm stehen vier Bildquadranten zur Verfügung. Diese Foliengröße liegt auch im Bereich der üblichen Foliengröße für Beckenübersichtsaufnahmen im Röntgen. Bei Unterteilung in vier Quadranten mit zwei Bildern pro Hüfte ist die Bildgröße noch ausreichend, so daß die Bilder auch von Hand ausgemessen werden können. Die Multiformatbilder können in ein bestehendes Röntgenarchiv eingeordnet werden. Die Mikroverfilmung und das Anfertigen von Dias ist problemlos möglich. Papierbilder können als invertierte Kontaktkopien nahezu ohne Qualitätsverlust billig in einem Fotolabor hergestellt werden. Die Ultraschallfilme können in einer Röntgenentwicklungseinheit mitentwickelt werden. In Abb. 2.2 ist die derzeit geübte Dokumentation gezeigt. Zwei Bilder der rechten und zwei Bilder der linken Hüfte werden dokumentiert. Die Seitenbezeichnung wird mit RS (rechts-seitlich) und LS (links-seitlich) neben Patientenname, Datum und Alter eingegeben. Wird die elektronische Winkelmeßeinrichtung benützt, sind die Daten für Knochen- und Ausstellungswinkel sofort mitdokumentiert. Unserer Erfahrung nach eignet

sich das Multiformatsystem für den Routinebetrieb am besten.

2.3.5 Videoband- und Magnetaufzeichnungen

Diese Dokumentationssysteme haben sich bei uns nicht bewährt. Es fehlt die Möglichkeit, das Bild von Hand aus auszumessen, da es ja nur auf dem Monitor sichtbar ist. Nachteilig ist auch, daß nicht, wie bei anderen Dokumentationssystemen, bei gleichzeitig notwendigen Röntgenaufnahmen die Bilder zusammen archiviert werden können. Nachkontrollen sind auch bei vorhandenen Suchläufen mühsam. Ein direkter Bildvergleich bei Verlaufskontrollen ist zeitraubend wenn nicht gar unmöglich. Es steht kein Bildmaterial für Weitergabe oder direkten Vergleich zur Verfügung.

2.3.6 Dry copies

Diese Systeme übertragen das Bild elektronisch direkt auf Fotopapier. Das fertige Bild kann sofort entnommen werden. Durch günstigen Anschaffungspreis und geringe Betriebskosten bei akzeptabler Bildqualität könnten diese Systeme eine Alternative zu den Multiformatsystemen werden.

3 Die Säuglingshüfte: Überblick über bisherige Diagnoseverfahren

3.1 Einleitung und Problemstellung

Die Diagnose der Hüftdysplasie und der Hüftluxation ist noch immer ein zentrales Problem in der Orthopädie. Das oberste Ziel unseres Handelns ist die Frühdiagnose, wenn möglich die Frühestdiagnose, um so mit einer Frühbehandlung eine weitgehend anatomische Heilung zu erreichen. Nach den Untersuchungen von *v. Rosen* (1969) und *Barlow* (1962) kann die konsequente Früherfassung der Hüftreifungsstörung unmittelbar nach der Geburt eine nahezu vollständige anatomische Heilung ermöglichen, wenn die adäquate Behandlung sofort eingeleitet wird. Nach *Becker* (1979) und *Schultheiss* (1965) wird bereits bei Behandlungsbeginn nach dem 1. Lebensquartal nur noch bei etwa ⅔ der Fälle eine vollständige Heilung erreicht.

Diese Erkenntnisse haben zu einem systematischen Ausbau des Vorsorgeprogrammes geführt. Nach der Erfassung der anamnestischen Besonderheiten, wie familiäre Belastung und Auffälligkeiten während des Schwangerschaftsverlaufes und der Geburt, haben sich eine Reihe von klinischen Untersuchungsmethoden unterschiedlicher Wertigkeit durchgesetzt.

Die Diskussion um sichere und unsichere klinische Zeichen hat immer wieder den Ruf nach einer bildgebenden Untersuchung laut werden lassen. Da die Röntgenkommission der Deutschen Röntgengesellschaft die generelle Röntgenuntersuchung der Säuglingshüftgelenke zur Vorsorgeuntersuchung wegen unzumutbarer genetischer Strahlenbelastung abgelehnt hat, erfolgt die Röntgenuntersuchung im Einzelfall in Abhängigkeit von der Anamnese und vom klinischen Befund.

Fast unzählig sind die Veröffentlichungen, die sich mit dem Problem der Hüftdysplasie und ihrer klinischen und röntgenologischen Diagnostik befassen. Die Hüfte stellt doch ein zentrales Problem in der Orthopädie dar. In diesem Zusammenhang sei auf die ausgezeichnete Zusammenstellung von *D. Tönnis* et al. (1984): „Die angeborene Hüftdysplasie und Hüftluxation" verwiesen, in der sämtliche Probleme, aber auch Möglichkeiten einer diffizilen Röntgendiagnostik, aufgezeigt werden.

Die folgenden Abschnitte sollen nur kurz die Problematik der klinischen Untersuchung und der bisherigen Röntgenverfahren bei der Diagnose der Hüftdysplasie und Hüftluxation aufzeigen.

3.2 Klinische Diagnostik

Die klinische Diagnostik beginnt mit der Erhebung der Anamnese hinsichtlich einer familiären Belastung. Obwohl eine allgemeine hereditäre Gesetzmäßigkeit nicht vorhanden ist, gilt als sicher, daß in bestimmten Fällen ein Erbfaktor in der Entstehung einer Hüftreifungsstörung eine wichtige Rolle spielt (*Faber* 1938). Es schließt sich die Erfragung des Schwangerschafts- und Geburtsverlaufes an, um eine Auskunft über exogene Risikofaktoren zu bekommen. Hierbei ist besonders an einen Fruchtwassermangel sowie an eine Geburt aus der Beckenendlage zu denken.

Bei der Inspektion fallen eventuell vorhandene angeborene Mißbildungen, wie z. B. Klumpfuß, Knick-Hakenfuß oder Schiefhals auf, die häufig mit einer Luxationshüfte kombiniert vorgefunden werden. Eine Hüftreifungsstörung kann auch im Rahmen des Siebener-Syndroms (*Mau* 1965) und bei einer Schräglagedeformität (*Gladel* 1983) auftreten. In Abhängigkeit vom Alter der Säuglinge kommen bei der klinischen Untersuchung der Säuglingshüftgelenke unterschiedliche Methoden zum Tragen. In der Neugeborenenperiode, am günstigsten ist die Untersuchung in den ersten Lebenstagen (*Henßge* 1981), konzentriert sich die Untersuchung auf die Überprüfung der Aus- und Einrenkphänomene nach Roser und Ortolani. Bei der Manipulation nach Roser und Ortolani läßt sich bei einem instabilen Hüftgelenk in der ersten Phase der Hüftkopf aus dem Pfannenzentrum in Richtung Luxation bewegen. Anschließend werden in der zweiten Phase die Oberschenkel abduziert, dabei gelangt der Hüftkopf unter einem schnappenden Geräusch hör- und fühlbar in das Pfannenzentrum zurück. Die ersten großen Reihenuntersuchungen wurden von *Andren* et al. (1958) und *v. Rosen* (1958) sowie *Barlow* (1962) und *Sinios* (1963) durchgeführt. Weitere große Statistiken hinsichtlich der Aussagefähigkeit der Methode wurden von *Emneus* (1966) und *Williamson* (1972) publiziert. Die Frühdiagnose der Hüftluxation hat durch die Untersuchungstechnik nach *Roser-Ortolani* einen wichtigen Impuls erfahren. Die Auslösung der Aus- und Einrenkphänomene erfordert einen – in dieser Untersuchungstechnik besonders geschulten – Untersucher (*Mau* und *Michaelis* 1983).

Während sich ein positives Ortolani-Zeichen bereits in den ersten Lebenswochen verflüchtigt, gewinnt bei älteren Säuglingen die pathologische Abduktionsbehinderung der Beine bei gebeugten Hüftgelenken als frühdiagnostisches Zeichen der Hüftluxation an Bedeutung. Nach *Dörr* (1966) lassen sich die Hüftgelenke in der Neugeborenenperiode in 90° Beugestellung von der Mittellinie aus um 80 bis 90° abspreizen. Im 2. und 3. Lebensmonat gelingt die Abspreizung bei gesunden Hüftgelenken um 60 bis 75°. Eine Abspreizfähigkeit von 45 bis 60° muß als Verdachtsbefund gewertet werden. Eine Abspreizfähigkeit unter 45° gilt als sicheres Zeichen einer Hüftluxation. Schwierig ist die Interpretation einer Abspreizhemmung, die im Grenzbereich liegt, insbesondere dann, wenn beide Hüftgelenke gleich betroffen sind.

Ein leicht nachzuweisendes Merkmal einer Hüftluxation ist die Asymmetrie der Gesäßfalten. Der diagnostische Wert ist jedoch insgesamt gering (*Mau* und *Michaelis* 1983). Neben der Abduktionshemmung und der Gesäßfaltenasymmetrie können eine Außenrotationsstellung sowie eine auffallende Schonung des Beinchens und eine Beinlängendifferenz weitere klinische Hinweise für das Vorliegen einer Hüftdysplasie bzw. Hüftluxation sein.

3.3 Röntgendiagnostik

Die systematische Untersuchung der Neugeborenen auf Instabilität und Luxierbarkeit der Hüftgelenke hat ohne Zweifel zu einer Verbesserung der Früherkennungsrate von Hüftluxationen geführt (*Sinios* 1963). Dennoch bleibt ein unterschiedlich hoher Anteil von Fehlinterpretationen bei ausschließlich klinischer Diagnostik bestehen (*Mau* und *Michaelis* 1983). Dies hat dazu geführt, zur endgültigen Sicherung der Diagnose und zur Beurteilung des Schweregrades der Luxation eine Röntgenaufnahme des Beckenskelettes anzufertigen. Unterschiedliche Auffassungen bestehen über die Aussagefähigkeit von Röntgenaufnahmen in den ersten Lebenswochen, da eine zuverlässige Beurteilung der Gelenksituation bei der weitgehend noch knorpelig vorgeformten Gelenkanlage schwierig ist. Die Strukturen der Hüftpfannenregion sind viel zu wenig ossifiziert, als daß aus der Röntgenuntersuchung in den ersten Lebenswochen bei fraglich klinischer Symptomatik entscheidende Schlüsse für die Therapie gezogen werden könnten (*Tönnis* 1976, *Heipertz* 1957, 1963). Die Interpretation von Röntgenaufnahmen in der Neugeborenenperiode ist schwierig und im Hinblick auf die begrenzte Aussagefähigkeit eines Bildes, das nur eine Betrachtung der ossifizierten Anteile des Hüftgelenkes zuläßt (*Heipertz* und *Maronna* 1981) nicht unumstritten. Dies hat in der Regel zur Folge, daß die Indikation zur Röntgenuntersuchung erst nach dem 3. bis 4. Lebensmonat gestellt wird. Säuglinge mit nur diskreten klinischen Zeichen einer Hüftreifungsstörung werden häufig noch später zur Röntgenuntersuchung vorgestellt. Daraus resultiert vielfach ein verspäteter Beginn einer sachgemäßen Therapie.

Anhand von 243 untersuchten Säuglingen konnte *Jacobs* (1966) zeigen, daß sich klinische Verdachtszeichen wohl auch röntgenologisch bereits in den ersten drei Lebensmonaten nachweisen lassen. *Palmen* (1961) konnte auch röntgenologisch bereits im zweiten Lebensmonat Störungen der Hüftgelenksentwicklung aufdecken, die klinisch stumm verliefen. Dies ist Beweis dafür, daß erhebliche anatomische Störungen der Hüftpfanne klinisch nicht entdeckt werden.

Entscheidend für Diagnostik und Therapie sind aber Röntgenaufnahmen erst nach dem ersten Trimenon. Neben der Diskussion um Zeitpunkt und der Indikation stellt sich bei der Röntgenuntersuchung das Problem der Abgrenzung von normalen und dysplastischen Hüftgelenken. Um möglichst einheitliche Bewertungskriterien für Röntgenbilder zu besitzen, ist eine standardisierte Aufnahmetechnik erforderlich.

Üblich sind Beckenübersichtsaufnahmen zur Beurteilung des Pfannendaches. Die lagerungsbedingten Projektionsfehler durch Kippung oder Verdrehung des Beckens oder falsche Lagerung der Beinchen können die Beurteilung der Pfannendächer erheblich erschweren.

Um Fehldiagnosen hinsichtlich einer Coxa valga oder Lateralisierung des Hüftkopfes zu vermeiden, fordert *Imhäuser* (1982) eine Überprüfung der Außen- und Innenrotation des Hüftgelenkes, um einen Neutralwert als Ausgangsposition zu erhalten. Sämtliche in der Literatur angegebenen Meßlinien zur Klassifizierung der Säuglingshüfte am Röntgenbild setzen aber eine exakte Projektion und richtige Lagerung der Beinchen voraus. Wie schwierig dies in praxi durchzuführen ist, muß nicht besonders hervorgehoben werden. Es müssen mehr oder weniger große projektions- und lagerungsbedingte Meßfehler in Kauf genommen werden (*Tönnis* 1962, *Tönnis* und *Brunken* 1968, *Tönnis* 1984).

Nach diesen Autoren sollten nur möglichst Aufnahmen mit einem Beckendrehungsquotienten zwischen 1,8 und 0,56 verwendet werden. Aufnahmen innerhalb des Quotientenbereiches ändern die Pfannendachverhältnisse um etwa 2° durchschnittlich. Kommt zusätzlich zur Drehung noch eine verstärkte Kippung über dieses Ausmaß hinzu, so kann der zusätzliche Unterschied bis 8° am Pfannendachwinkel betragen (*Tönnis* 1962). *Ball* und *Kommenda* (1968) haben ebenfalls einen Index für die Beckenaufrichtung und Kippung angegeben.

Die Beckenübersichtsaufnahmen haben daher kurz gefaßt mit folgenden Problemen zu kämpfen:

1. Strahlenbelastung
2. mangelnde Aussagekraft unter dem 3. Lebensmonat
3. die meßtechnische Auswertung kann durch lagerungsbedingte Fehler (Drehung, Kippung) und die Stellung der Beinchen erheblich an Qualität verlieren.

3.4 Arthrographische Diagnostik

Die Arthrographie mit ihrer Möglichkeit, nicht ossifizierte Anteile und Weichteile des Hüftgelenkes darzustellen, kommt den Möglichkeiten der Hüftsonographie sehr nahe. Sie erleichtert dem sonographisch ungeübten Untersucher, die anatomischen Gegebenheiten des Hüftgelenkes durch Vergleiche leichter zu interpretieren (Abb. 3.1). Es ist daher der Arthrographie etwas mehr Raum im folgenden Abschnitt gewidmet.

Die Röntgenaufnahme ist ein Summationsbild hintereinanderliegender Teile und ermöglicht nur eine Betrachtung der ossifizierten Anteile des Hüftgelenkes. Eine Aussage über das Verhalten der hyalin- und faserknorpeligen Teile des Hüftgelenkes kann nicht gemacht werden. Das Röntgenübersichtsbild zeigt somit nur bedingt die wahren Überdachungsverhältnisse und er-

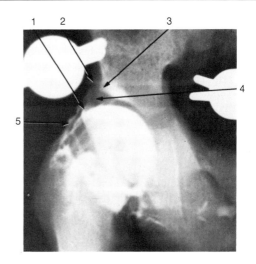

Abb. 3.1 Arthrographie rechte Hüfte (Leichenpräparat).
1 Labrum acetabulare
2 Perichondrium
3 knöcherner Erker
4 knorpelig präformiertes Pfannendach
   (= „Knorpelerker")
5 Gelenkkapsel

möglicht keine Auskunft über nicht ossifizierte Pfannendachanteile. Röntgenologisch nahezu idente Ausgangsbefunde können bei arthrographischer Untersuchung ein unterschiedliches Verhalten der knorpelig vorgeformten Pfannendachanlage aufweisen.

Dieses unterschiedliche Verhalten der knorpelig vorgeformten Pfannendachanlage erlaubt Aussagen über die mögliche weitere Entwicklung von Hüftreifungsstörungen. Gute knorpelige Pfannendachverhältnisse sind prognostisch günstigere Zeichen als eine Abdrängung des knorpeligen Pfannendaches (*Niethard* und *Gärtner* 1981).

Die arthrographische Darstellung eines Hüftgelenkes ist grundsätzlich mit drei verschiedenen Techniken möglich. Im gasförmigen Arthrogramm, einer Positiv-Darstellung, entsteht ein Konturbild nach Trennung der gelenksbildenden Anteile. Im Arthrogramm mit Kontrastmittel entsteht ein Negativbild durch Darstellung der Begrenzungslinien. Die höchste Ausbeute an Feinzeichnung ist durch die Arthrographie mit geringen Mengen von Kontrastmitteln und Trennung der gelenksbildenden Teile durch Gas zu erzielen.

Faber 1938 hat eingehend mit seinen arthrographischen Untersuchungen mit Kontrastmittel die knöchernen und knorpeligen Formverhältnisse bei Dysplasie- und Luxationshüften beschrieben. Er stellte dem gesunden das dysplastische, das luxierende und das luxierte Hüftgelenk gegenüber.

Bei röntgenologisch gesunden Hüftgelenken zeigte die arthrographische Darstellung des Gelenkes, daß die Spitze des knorpeligen Pfannendaches nahezu bis zur Hilgenreinerschen Linie reicht. Der Hüftkopf ist kugelig geformt und wird über die Hälfte von der knorpeligen Hüftpfanne umschlossen. Bei den dysplastischen Hüftgelenken fand sich, unabhängig von der knöchernen Formsicherung, daß die Spitze des knorpeligen Pfannendaches an anatomisch normaler Stelle stand, nämlich in Höhe der Horizontalen durch die beiden Y-Fugen. Die strichförmige Projektion des Pfannengrundes läßt auch hier einen völlig normalen Gelenkschluß zwischen Hüftkopf und Hüftpfanne erkennen. Aus dem Verlauf des freien Randes des Labrum acetabulare konnte geschlossen werden, daß der Hüftkopf von dem knorpeligen Pfannendach über die Hälfte umschlossen wird. Der Unterschied zum gesunden Hüftgelenk besteht lediglich in der ungenügenden knöchernen Formsicherung durch Stillstand der Ossifikation im Bereich des Pfannendaches. *Büschelberger* spricht in diesem Zusammenhang von Entwicklungshemmung oder Entwicklungsverzögerung. Dieser Umstand ist besonders wichtig, denn wir können diese Pfannendachverhältnisse auch sonographisch darstellen. Bei dysplastischen Pfannen ist das Überdachungsverhältnis Knochendach zu Knorpeldach zugunsten des weniger belastbaren Knorpeldaches gestört. Diese Differenzierung ermöglicht die Sonographie routinemäßig ohne Invasivität und Strahlenbelastung.

Anders verhalten sich nach *Faber* aber die knorpeligen Formverhältnisse im Stadium des Luxierens. Die arthrographische Untersuchung zeigt im Vergleich zu den Befunden an normalen oder dysplastischen Hüftgelenken eine mehr oder weniger ausgeprägte Formveränderung der knorpeligen Gelenksanteile sowie der Lagebeziehung der Gelenkskörper zueinander. Die Spitze des knorpeligen Pfannendaches ist nach oben abgedrängt. Sie steht nicht mehr in Höhe der Hilgenreinerschen Linie. Der Hüftknochen ist nicht mehr ganz zur Hälfte von der knorpeligen Pfanne umschlossen. Im unteren Pfannenraum besteht kein Kontakt zwischen den Gelenksflächen von Hüftkopf und Hüftpfanne. Nach Abduktion, Flexion und Außenrotation können sich die Verhältnisse am knorpeligen Pfannendach wieder normalisieren, d. h. die knorpelige Pfannendachspitze kommt wieder in Berührung mit der Horizontalen durch die beiden Y-Fugen, der Hüftkopf ist wieder über die Hälfte durch das knorpelige Pfannendach umschlossen. Es besteht wieder eine regelrechte Lagebeziehung zwischen Kopf und Pfanne.

Aus diesem Verhalten schloß *Faber*, daß im Stadium des Luxierens bei ungenügender knöcherner Formsicherung das knorpelige Pfannendach der vermehrten Druckbelastung nicht mehr standhält und vom Hüftkopf nach oben abgedrängt und in die Länge gezogen wird. Der Hüftkopf wandert nach außen und oben und dezentriert. Auch dieses Phänomen ist sonographisch-diagnostisch verwertbar. Durch den nach oben drängenden Hüftkopf wird das sonographische „Schalloch" des knorpeligen Pfannendaches nach cranial abgedrängt (Dezentrierung; sonographisch Typ III).

Teile des weichen, verformbaren Pfannenknorpels werden in die Pfanne in mediocaudale Richtung hineingequetscht und engen die Urpfanne wulstförmig ein. Dies hat zur Bezeichnung „eingeschlagener Limbus" geführt. Besser wäre die Bezeichnung „hineinmassierter Limbusanteil". Der sogenannte eingeschlagene Limbus besteht daher immer aus Anteilen des Pfannendachknorpels. Intraoperative Resektionen des in die Urpfanne hineinmassierten Limbus führen zwangsweise zu Störungen der weiteren Pfannendachentwicklung (*Ponseti* 1978).

Schwetlick (1976) hat das verfeinerte Doppelkontrastarthrogramm durch elektronische Informationsreduktion mittels des Harmonisierungsverfahrens eingeführt. Von *Peic* (1981) wird dabei auf die Gefahr der Fehlinterpretation durch die sogenannte Wabenstruktur hingewiesen. *Tönnis* (1984) hält diese Form der Arthrographie für zu aufwendig. *Büschelberger* (1982) spricht dieser Technik eine wesentliche Bereicherung der diagnostischen Möglichkeiten überhaupt ab. *Tönnis* fordert vor jeder Hüftreposition die Arthrographie. Nur durch sie ließen sich weichteilbedingte Repositionshindernisse erkennen und die Gefahr der Hüftkopfnekrosen verringern. Er teilt die Hüftgelenksverrenkungen vom arthrographischen Standpunkt aus in vier Grade ein (*Tönnis* 1984), weist aber auch eindringlich auf die speziellen Lagerungstechniken hin, ohne die es zu Fehlinterpretationen kommen kann. Die arthrographische Einteilung der Hüftreifungsstörungen wird der Pathomorphologie des Hüftgelenkes wesentlich gerechter als die übliche Einteilung in Dislokationsgrade.

3.5 Computertomographie

Knorpelige Anteile des Acetabulum lassen sich auch mit der Computertomographie nicht erfassen. Es muß auch wie für die Beurteilung eines normalen Hüftröntgens zur Beurteilung der Hüftkopfeinstellung ein Hüftkopfkern vorhanden sein.

Als Nachteil beim Untersuchungsvorgang ist auch die absolut notwendige ruhige Lagerung zu erwähnen. Es ist daher bei kleinen Kindern oft erforderlich, sie medikamentös zu dämpfen. Die Computertomographie des Säuglingshüftgelenkes ist keine Routinetechnik (*Tönnis* 1984) und sollte daher nur bei besonderen Fragestellungen, und wenn andere Routinetechniken bereits ausgeschöpft sind, angewandt werden. Sie kommt routinemäßig zur Erfassung von Hüftluxation oder Hüftdysplasie in Form eines Screening überhaupt nicht in Frage.

4 Entwicklung, Anatomie und pathologische Anatomie

4.1 Entwicklung und Anatomie

Zum besseren Verständnis der Hüftsonogramme ist es notwendig, kurz auf die Entwicklung des Säuglingshüftgelenkes einzugehen.

Besonders postnatal finden sich einige Besonderheiten, die im Sonogramm die Identifizierung mancher anatomischer Strukturen schwierig erscheinen lassen.

4.1.1 Schenkelhals und Hüftkopf
(Abb. 4.1)

Die anatomischen Verhältnisse am Säuglingshüftgelenk sind dadurch ausgezeichnet, daß ein überwiegender Anteil knorpelig-präformiert ist. Ein Ossifikationszentrum findet sich am Epiphysenkern und ein zweites geht von einem Kern im Bereiche des Trochanter major aus. Der Kopfe-

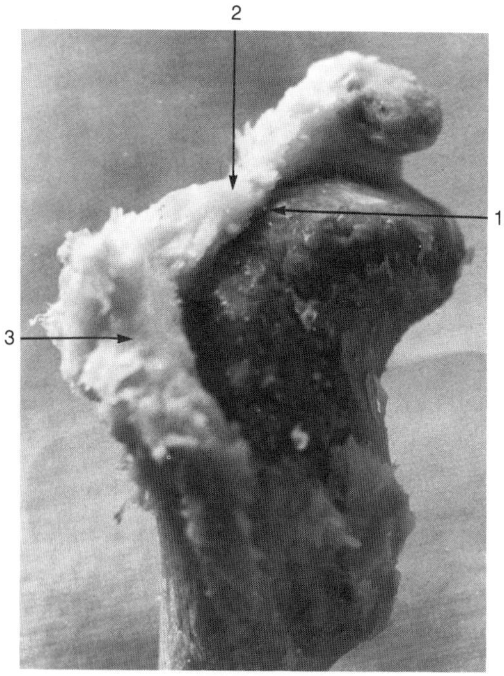

Abb. 4.1 Coxales Femurende re. mit freipräpariertem Hüftkopfkern. Die Knorpel-Knochengrenze (1) freipräpariert, die hyalinen Anteile des Schenkelhalses (2) und die Trochanterbasis (3) deutlich sichtbar.

piphysenkern erscheint im 2. bis 8. Lebensmonat, der des Trochanter major zwischen dem 2. und 7. Lebensjahr. Der Zeitpunkt des Auftretens des Kopfepiphysenkernes wird in der Literatur aber verschieden angegeben:

Putti (1929) spricht bereits von einem verzögerten Auftreten, wenn der Hüftkopfkern erst im 3. oder 4. Lebensmonat sichtbar wird. *Hilgenreiner* (1925) gibt als Durchschnittswert den 4. Monat an. Nach *Tönnis* (1984) ist an ein krankhaftes Geschehen zu denken, wenn in der zweiten Hälfte des 1. Lebensjahres noch keine Epiphysenkerne nachweisbar sind.

Bei der Hüftsonographie ist zwar für die Diagnosestellung (wie wir später ausführen werden) das Vorhandensein des Hüftkopfkernes nicht wesentlich, es kommt ihm aber als Reifezeichen eine Bedeutung zu. Es wird daher bei der Hüftsonographie gefordert, daß die Hüfte, auch wenn korrekte Pfannendachverhältnisse vorliegen, bis zum Auftreten der Hüftkopfkerne zu kontrollieren sind.

Solange am coxalen Femurende noch keine Epiphysenkerne im Hüftkopf bzw. im Trochanter major zu sehen sind, wird die Grenze zwischen dem knorpeligen und dem knöchernen Anteil als Knorpel-Knochen-Grenze bezeichnet und entspricht der Linie der primären Ossifikation des Femur im Bereiche der Diaphyse.

Als Besonderheit muß bei Neugeborenen angesehen werden, daß eigentlich kein typischer Schenkelhals, wie wir es von der Erwachsenen-Hüfte gewohnt sind, vorhanden ist.

Das gesamte coxale Femurende scheint gestaucht, mit stark verkürztem Schenkelhals. Erst mit fortschreitender Ossifikation wächst der mediale Anteil der Wachstumsplatte wesentlich schneller als die randständigen Anteile. Die zuerst noch halbrunde Knorpel-Knochen-Grenze winkelt sich im medialen Anteil zusehends ab, so daß die Knorpel-Knochen-Grenze nun im medialen Anteil einen abgewinkelten Verlauf einnimmt (*Batory* 1982), Abb. 4.2.

Durch dieses vermehrte mediale Wachstum der Wachstumsplatte kommt es zu einer Streckung des Schenkelhalses.

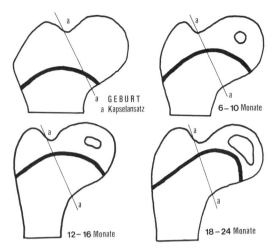

Abb. 4.2 Verschiedene Verlaufsrichtungen der Knorpel-Knochengrenze in Abhängigkeit vom Alter (nach *Batory* 1982).

Dieser altersabhängige Verlauf der Knorpel-Knochen-Grenze am proximalen Femurende hat auch sonographische Bedeutung:

Die Knorpel-Knochen-Grenze ist für den Untersucher ein wichtiges Orientierungshilfsmittel. Die Kenntnis der verschiedenen altersabhängigen Formen der Knorpel-Knochen-Grenze ist bei der Interpretation der Hüftsonogramme wichtig. Die Einsehbarkeit des medialen Anteiles der Knorpel-Knochen-Grenze ist auch am Hüftsonogramm altersabhängig.

4.1.2 Das Acetabulum (Abb. 4.3)

Die Entwicklung der Hüftpfanne wurde von vielen Anatomen und Orthopäden eingehend untersucht.

Neuere Untersuchungen zur postnatalen Hüftgelenksentwicklung stammen von *Dega* (1973), *Kopf* (1970), *Ponseti* (1978), *Brückl* und *Tönnis* (1979), sowie *Ogden* (1983), um nur einen unvollständigen Überblick zu geben.

Bereits im 3. und 4. Embryonalmonat entstehen drei Ossifikationskerne für Os ilium, Os ischii und Os pubis. *Otte* (1970) beschrieb die Wachstumsprinzipien des Beckens ausführlich. *Harrison* (1961) wies darauf hin, daß die Tiefe der Hüftpfanne durch den sphärischen Hüftkopf entscheidend mitbeeinflußt wird. Dies deckt sich auch mit den Erfahrungen bei unbehandelten Hüftluxationen älterer Kinder: Die Hüftpfanne entwickelt sich in ihrer Tiefe und hinsichtlich ihrer Gesamtfläche nicht weiter.

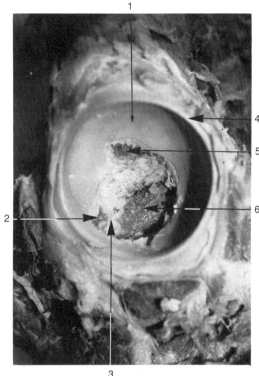

Abb. 4.3 Li. Acetabulum in Aufsicht (Präparat eines 3 Monate alten Säuglings). Das Ligamentum capitis femoris und das Gewebe der Fossa acetabuli sind abpräpariert, der Pfannenboden liegt frei.
1 Facies lunata
2 Os pubis
3 absteigender Schenkel der Y-Fuge
4 Labrum acetabulare
5 Os ilium
6 Os ischiadicum

Die Hüftpfanne besteht aus der knöchernen Basis, die durch Os ilium, Os ischii und Os pubis gebildet wird (Abb. 4.3). Auf diesem Fundament sitzt der knorpelige, noch nicht verknöcherte Anteil des Acetabulum. Der faserknorpelige Ring des Labrum acetabulare schließt peripher das Acetabulum ab und geht im Bereiche der Incisura acetabuli in seinen freien Rand (Ligamentum transversum) über. Die knöchernen, knorpeligen und accesorischen Pfannenanteile umfassen den Hüftkopf mehr als die Hälfte.

Die Facies lunata als halbmondförmige Laufrinne ist mit Gelenksknorpel überzogen und stellt die Gleitfläche für den Hüftkopf dar. Die nach vorne unten geöffnete Fossa acetabuli besteht am Frontalschnitt aus drei Schichten:

Medial der Pfannenboden, der durch Anteile des Os ilium, Os pubis und Os ischii, zusammengehalten durch den waagrechten und senkrechten Schenkel der Y-Fuge, gebildet wird. Ausgekleidet wird diese Grube durch lockeres Fett- und Bindegewebe (= mittlere Schicht). Darauf aufliegend zieht das Ligamentum capitis femoris von der Incisura acetabuli her zum Hüftkopf (= laterale Schicht).

4.2 Pathoanatomie (morphologische und histologische Veränderungen am Luxationsbecken)

Zum besseren Verständnis der sonographischen Bilder bei Hüftreifungsstörungen werden die anatomischen und histologischen Befunde beim Luxationsvorgang beschrieben. Eingehende morphologische Untersuchungen wurden von *Bernbeck* (1951), *Oelkers* (1961, 1981), *Dörr* (1968) und *Ponseti* (1978) publiziert.

Wie bereits beschrieben, ist der Hüftkopf am frühembryonalen Becken durch die knorpelige

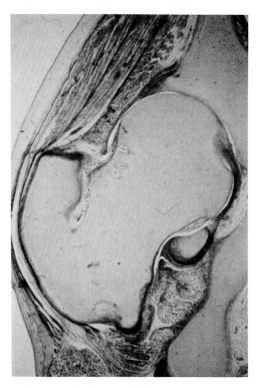

Abb. 4.4 Flachschnitt durch ein embryonales Hüftgelenk.

Hüftpfanne mit dem Labrum acetabulare über die Hälfte umschlossen (Abb. 4.4). Bei primär zu flach angelegter Hüftpfanne kann diese ihre Führungsrolle verlieren. *Batory* (1982) hat eine primär flache, dysplastische Pfannenanlage bereits in der 5. bis 6. Schwangerschaftswoche am anatomischen Präparat nachgewiesen. *Oelkers* (1981) gelang es ebenfalls, bei der Präparation embryonaler Becken eine einseitige, deutliche Abflachung des Pfannencavum mit Lateralverlagerung vor dem Beckenring darzustellen. Durch den Verlust der Führungsfunktion der Pfanne wird der Hüftkopf nur von der Kapsel gehalten, die eine geringgradige faserige Verbindung zum Labrum acetabulare hat (*Oelkers* 1981, *Ponseti* 1978). Bei der Wanderung des Hüftkopfes nach dorsocranial werden die Faserelemente des Labrum acetabulare mit der Gelenkskapsel nach oben hinten aufgebogen, während die wesentlichen Teile des aus hyalinem Wachstumsknorpel bestehenden Pfannendaches erhalten bleiben (Abb. 4.5). Es entsteht dabei eine nach cranial offene Pfanne bzw. die sogenannte Dysplasierinne (Abb. 4.6).

Histologische Untersuchungen von *Oelkers* und *Ponseti* beweisen, daß das Labrum acetabulare in einem deformierten, jedoch nicht mobilen Zustand zum Widerlager für den Hüftkopf wird und daß der Wulst hinter dem Labrum der noch nicht verknöcherte, knorpelige Pfannenanteil ist. Dieser trennt die primäre von der sekundären Hüftpfannenanlage.

Bei seinen Untersuchungen am Luxationsbecken hat Ponseti kein wieder auszukrempelndes Labrum acetabulare gefunden. Lediglich in dem seltenen Fall einer in der frühen Fötalzeit eingetretenen teratologischen Luxation konnte er ein aus Faserknorpel bestehendes, eingeschlagenes Labrum nachweisen. Zur gleichen Schlußfolgerung ist auch *Dörr* (1968) bei seinen makroskopischen Untersuchungen der Luxationspräparate aus der Ortolani-Sammlung gekommen.

Nach *Oelkers* wird jener Teil des Pfannendachknorpels nach medio-caudal gequetscht („eingekrempelt"), welcher sich medio-caudal des luxierenden Hüftkopfes befindet. Es ist dies eine Knorpelleiste aus dem Pfannendachknorpel. Dieser innere Limbusrand, Neolimbus nach Ortolani, ist eine Neubildung. Er kann nicht „ausgekrempelt" werden und die laterale Pfannenbegrenzung darstellen.

Durch den Druck des luxierten Hüftkopfes auf das wulstartig deformierte knorpelige Pfannendach kommt es zur Degeneration des hyalinen

Pfannendachknorpels und zur Störung des periostalen und enchondralen Wachstums im Bereich der Kompressionszone. Außerhalb dieser Druckzone und im Wachstumsbereich der Y-Fuge findet sich eine annähernd normale histologische Struktur (Abb. 4.7).

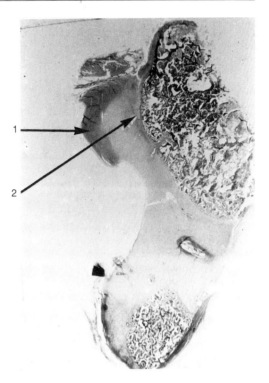

Abb. 4.4, Abb. 4.5 und Abb. 4.6 wurden mir dankenswerterweise von H. Oelkers zur Verfügung gestellt.

Abb. 4.5 Flachschnitt re. Acetabulum. Mit der Gelenkskapsel nach oben abgedrängtes Labrum acetabulare und deformiertes knorpeliges Pfannendach. Im Bereich der Kompressionszone (1) Degeneration des hyalinen Knorpels, sowie Störung des periostalen und enchondralen Wachstums (2). Außerhalb der Kompressionszone ist die Ossifikation nicht gestört.

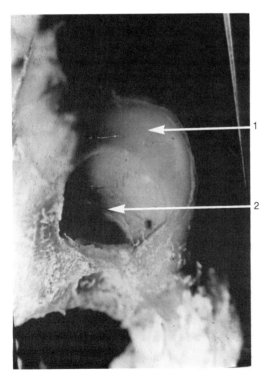

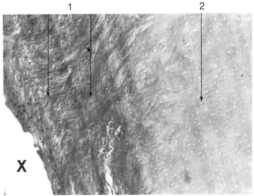

Abb. 4.6 Li. Hüftgelenk mit Dysplasierinne (1) und Urpfanne (2).

Abb. 4.7 Re. Pfannendachknorpel bei luxiertem Hüftkopf. Deutl. Umbauzone durch Demaskierung der kollagenen Fasern. Die Position des luxierten Hüftkopfes mit „x" markiert. Der Pfannendachknorpel außerhalb der Kompressionszone noch nicht wesentlich histologisch verändert.
1 strukturgestörter Knorpelanteil
2 histologisch unauffälliger hyaliner Knorpel

5 Sonographische Morphologie der Säuglingshüfte

5.1 Experimentelle Grundlagen

Kramps und *Lenschow* führten 1978 bereits Untersuchungen mit Ultraschall an Hüften Erwachsener durch. Wegen der mangelnden Eindringbarkeit der Schallwelle in die Knochen, konnten Strukturen im Knochen selbst nicht dargestellt werden. Durch die knorpelige Präformierung des coxalen Femurendes und des Acetabulum beim Säugling ist aber in diesem speziellen Anwendungsbereich eine sonographische Darstellung der gelenksbildenden Anteile möglich.

Bei der sonographischen Untersuchung des isolierten coxalen Femurendes im Wasserbad fiel auf, daß wohl, wenn vorhanden, ein Hüftkopfkern dargestellt werden konnte, der knorpelige Hüftkopf selbst aber nicht zu sehen war. Erst als der Hüftkopf mit einer dünnen, trennenden Cholophoniumschicht überzogen wurde, konnte ein ausreichender Echosprung zur Echoerzeugung und Konturendarstellung erhalten werden.

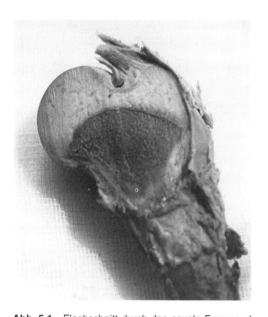

Abb. 5.1 Flachschnitt durch das coxale Femurende. Die bogenförmige Knorpel-Knochengrenze und der Trochanter major mit Sehneneinstrahlung deutlich sichtbar.

Wir zogen 1978 daraus den Schluß, daß der hyaline Knorpel in seiner sonographischen Struktur dermaßen homogen ist, daß er sonographisch als echoarm bzw. echofreie Zone imponiert.

Die Erklärung für dieses Phänomen ist wohl im besonderen histologischen Aufbau des hyalinen Knorpels zu suchen: Er besteht aus wenig Knorpelzellnestern mit reichlich, lichtmikroskopisch vollkommen homogener, Kittsubstanz. Diese geringe oder fehlende Echogenität des hyalinen Knorpels ist die Grundlage der sonographischen Darstellbarkeit der Säuglingshüfte.

Sonographisch echoarme oder echofreie Zonen, die histologisch hyalinem Knorpel im Bereiche der Säuglingshüfte entsprechen, haben wir daher als „**Schalloch**" bezeichnet.

5.1.1 Das coxale Femurende

Das coxale Femurende besteht aus dem hyalin präformierten Hüftkopf, eventuell mit einem knöchernen Hüftkopfkern, dem hyalin präformierten Trochanter major und dem ebenfalls hyalinem schalenförmigen cranialen Anteil des Schenkelhalses. Diese hyalin präformierten knorpeligen Anteile des coxalen Femurendes sind bei Neugeborenen und kleinen Säuglingen durch eine gemeinsame Knorpel-Knochen-Grenze von ihrer knöchernen Basis getrennt. In Analogie zum sonographisch echoarmen Hüftkopf imponieren auch der craniale, hyalin knorpelig präformierte Schenkelhalsanteil und der Trochanter major als Schalloch. Im Gegensatz zum Hüftkopf ist aber seine Oberfläche nicht glatt, sondern wird von den einstrahlenden Sehnen der Glutealmuskulatur aufgerauht (Abb. 5.1). Diese Strukturen schlagen sich als akustische Rauhigkeit im Ultraschallbild an der Peripherie des Trochanterschalloches nieder (Abb. 5.4). Das Schalloch des knorpelig präformierten, cranialen Schenkelhalsanteiles wird einerseits durch die Knorpel-Knochen-Grenze caudal, andererseits durch die auf den Schenkelhals herabziehende Gelenkskapsel abgegrenzt. Auf einer Röntgen-ap-Aufnahme des coxalen Femurendes sehen wir nur den knöchernen Anteil des Schenkelhalses. Die craniale röntgenologische Begrenzung wird

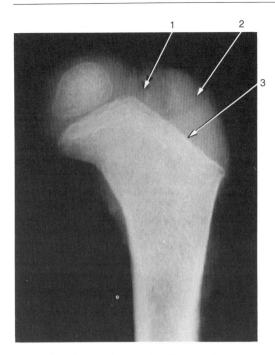

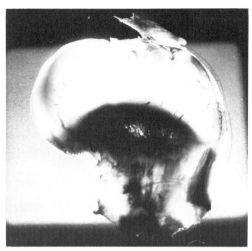

Abb. 5.3 Diaphanie-Bild des coxalen Femurendes. Die bogenförmig verlaufende Knorpel-Knochengrenze in Folge ihrer Inhomogenität deutlich unscharf begrenzt.

Abb. 5.2 Röntgen des coxalen Femurendes.
1 hyalin knorpelig präformierter Schenkelhals mit Umschlagfalte
2 Trochanter major
3 abgewinkelte Knorpel-Knochengrenze

durch die mehr oder weniger bogenförmig bis pilzförmig verlaufende Knorpel-Knochen-Grenze dargestellt (Abb. 5.2). Sonographisch fällt diese Knorpel-Knochen-Grenze, die die hyalin knorpeligen Anteile von den knöchernen Anteilen des coxalen Femurendes trennt, durch starke Echogenität auf. Die starke Echogebung ist dadurch erklärbar, daß die Knorpel-Knochen-Grenze nicht eine schmale, scharf konturierte Grenze, sondern ein breites und strukturell uneinheitliches Band ist. In Abb. 5.3 ist die bogenförmige, breite inhomogene Zone der Knorpel-Knochen-Grenze deutlich zu sehen. Der Schenkelhals ist kurz, der Trochanter major „lehnt" sich fast am Hüftkopf an.

Histologisch weist die Knorpel-Knochen-Grenze die typische Strukturierung einer Epiphysenfuge auf. Neben Blasenzellknorpel und Eröffnungszonen zeichnet sich die Knorpel-Knochen-Grenze durch eine besonders breite Zone von Säulenknorpel aus. Diese säulen- oder palisadenförmige Anordnung der Knorpel-Zellen erzeugt eine starke Reflexion und ist für die vermehrte Echogenität verantwortlich.

Zu unterscheiden und streng zu trennen sind am coxalen Femurende zwei Zonen ohne Echobildung:

1. Die hyalin-knorpeligen Anteile, die sonographisch keine oder nur wenig Echogenität besitzen. Sie werden als Schallöcher bezeichnet. Getrennt werden die Schallöcher durch die Knorpel-Knochen-Grenze von den

2. knöchernen Anteilen des coxalen Femurendes.

Da der Ultraschall aber in den Knochen nicht eindringt und an der Knorpel-Knochen-Grenze total reflektiert wird, ist hinter der Knorpel-Knochen-Grenze kein Echo mehr zu erwarten. Hinter der Knorpel-Knochen-Grenze befindet sich der Schallschatten, der durch vollständige Schallauslöschung an einer total reflektierenden Zone entsteht (Abb. 5.4).

Nachstehende zwei Begriffe sind streng zu trennen:

1. Schalloch: Sonographischer Ausdruck für den hyalinen Knorpel.

2. Schallschatten: Fehlende Echogenität durch totale Blockade und Totalreflexion des Schallstrahles hinter Knochenabdeckungen.

5.1.2 Das Acetabulum

Bei der Untersuchung des isolierten Acetabulum im Wasserbad ist ebenfalls, wie erwartet, festzu-

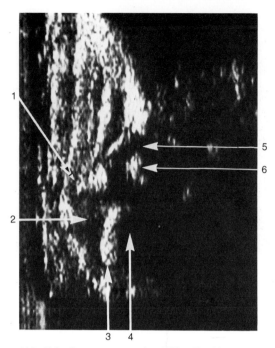

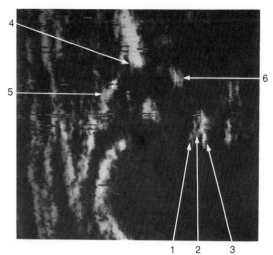

Abb. 5.5 Dreischichtige Echogenität am Pfannenboden.
1 Ligamentum capitis femoris
2 Echo des Gewebes der Fossa acetabuli
3 Os ischiadicum
4 knöcherner Erker
5 Gelenkkapsel
6 Os ilium

Abb. 5.4 Sonogramm rechte Hüfte. Zur Unterscheidung von Schalloch und Schallschatten.
1 Rauhigkeit am Trochanter major durch einstrahlende Sehnen
2 Schalloch der Trochanterbasis und des knorpelig präformierten Schenkelhalses
3 Knorpel-Knochengrenze
4 Schallschatten (knöcherner Anteil des Schenkelhalses)
5 Hüftkopfkern
6 Schalloch des hyalin knorpelig präformierten Hüftkopfes

stellen, daß hyalin präformierte knorpelige Anteile nicht echogen sind. Die Abgrenzung der hyalinen facies lunata als Gleitrinne für den Hüftkopf gelingt erst durch die Schaffung einer künstlichen Trennschicht mittels Cholophonium-Spray.

Die Fossa acetabuli zeichnet sich bei frontaler Einstrahlrichtung durch typische dreischichtige Echogenität aus:

Lateral das starke Echo des Ligamentum capitis femoris, in der Mitte, bedingt durch das lockere Fett- und Bindegewebe, ein etwas schwächeres Echo, medialwärts die Echos des Pfannenbodens. Hier ist, je nachdem, ob der Schallstrahl auf knöcherne Anteile auftrifft, ein starkes Echo, oder bei Auftreffen auf hyaline Anteile der Y-Fuge, ein Schalloch zu erwarten (Abb. 5.5).

5.1.3 Der Pfannendachbereich
(Abb. 5.6)

Wegen seiner besonderen Bedeutung verdient der Pfannendachbereich besonderes Interesse. In dieser Region sitzt auf dem knöchern ausgebildeten Acetabulum das hyalin knorpelig präformierte Pfannendach auf. Dieses wird lateral durch das kollagenfaserige Gewebe vom Periost bzw. Peri-

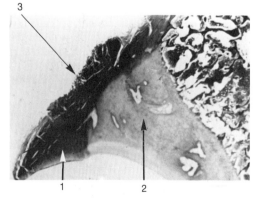

Abb. 5.6 Histologischer Schnitt durch den knorpeligen und knöchernen Pfannenanteil einer rechten Hüfte.
1 Labrum acetabulare
2 hyalin knorpelig präformiertes Pfannendach
3 Gelenkkapsel bzw. Perichondrium

chondrium, das fließend in die Gelenkskapsel übergeht, abgegrenzt. Medial sitzt das knorpelige Pfannendach auf dem stark schallgebenden, knöchernen Pfannendach auf (Abb. 5.6 und 5.7). Der dreieckförmige, im Normalfall den Hüftkopf umgreifende, knorpelige Pfannendachanteil wird lateral-caudal an seiner Peripherie durch das dreieckförmige, kollagenfaserige Labrum acetabulare abgegrenzt. Die Begrenzung des knorpelig präformierten Pfannendaches besteht daher medial durch die knöchernen Pfannendachanteile, lateral durch den Gewebsstreifen, der durch Gelenkskapsel-Perichondrium und Periost gebildet wird und lateral-caudal durch das Labrum acetabulare (Abb. 5.6, 5.7).

5.2 Der sonographische Normalbefund

Die Ultraschalluntersuchung erfolgt bei in Frontalebene eingestrahltem Ultraschall. Es entstehen Sonogramme, die einem anatomischen Frontalschnitt durch das Hüftgelenk entsprechen (Abb. 5.8, 5.9). Diese Frontalschnitte sind hinsichtlich ihrer topographischen Zuordnung für Ungeübte oft nicht leicht zu interpretieren.

In Abb. 5.10 durchdringt der Ultraschall von lateral (links) nach medial (rechts) zuerst die Haut, die Subcutis, die Fascia lata, die Glutealmuskulatur und die dazwischenliegenden Septen. Es ist darauf zu achten, daß die intermuskulären Septen stärker echogen sind als die dazwischenliegende Muskulatur. Der Schallstrahl trifft auf seinem Weg nach medial nun auf das coxale Femurende: Durch die Sehneneinstrahlung in der Fossa trochanterica sowie in den Trochanter major wird der hyalin-knorpelig präformierte Trochanter major, der als Schalloch imponiert, peripherwärts abgegrenzt. Der Schallstrahl trifft nun auf die Gelenkskapsel, die aufgrund ihrer kollagenfaserigen Struktur starke Echos gibt und den knorpelig präformierten Hüftkopf peripher abgrenzt. Die Gelenkskapsel schmiegt sich an den proximalen Anteil des hyalin präformierten Schenkelhalses und grenzt diesen nach cranial ab.

Da sich bei kleinen Säuglingen der Trochanter major nahezu am Hüftkopf „anlehnt" und dadurch ein ausgesprochen kurzer Schenkelhals entsteht, kommt es am Schenkelhals durch die Umschlagfalte von Gelenkskapsel zu Perichondrium bzw. Periost des Trochanter manchmal zu starker Echogenität.

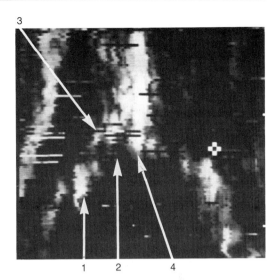

Abb. 5.7 Sonogramm (Großaufnahme) des rechten Pfannendachbereiches ähnlich dem Schnitt in Abb. 5.6 Bezeichnung wie in 5.6: Knöcherner Pfannenerker (4).

In günstigen Fällen kann bei größeren Säuglingen und hochauflösenden Geräten in dieser Umschlagfalte ein orthograd getroffenes, pulsierendes Gefäß lokalisiert werden.

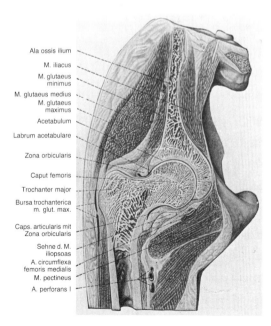

Ala ossis ilium
M. iliacus
M. glutaeus minimus
M. glutaeus medius
M. glutaeus maximus
Acetabulum
Labrum acetabulare
Zona orbicularis
Caput femoris
Trochanter major
Bursa trochanterica m. glut. max.
Caps. articularis mit Zona orbicularis
Sehne d. M. iliopsoas
A. circumflexa femoris medialis
M. pectineus
A. perforans I

Abb. 5.8 Frontalschnitt durch ein rechtes Hüftgelenk (aus *A. Waldeyer*: Anatomie des Menschen, Teil I, 7. Aufl. de Gruyter, Berlin 1972).

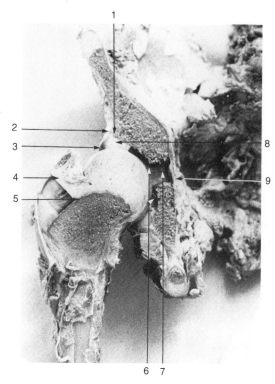

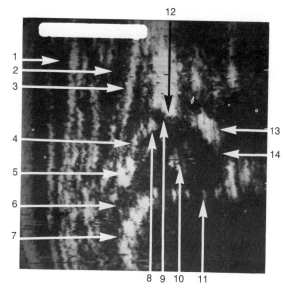

Abb. 5.9 Schnittpräparat eines kindlichen Hüftgelenkes, entsprechend Abb. 5.8.
1 knöcherner Pfannenerker
2 Perichondrium bzw. Periost des Darmbeins
3 Labrum acetabulare
4 Trochanter major
5 Knorpel-Knochengrenze am coxalen Femurende
6 freipräparierte Fossa acetabuli
7 freipräparierte Y-Fuge
8 knorpeliges präformiertes Pfannendach
9 Periost an der Beckeninnenwand

Abb. 5.10 Sonogramm einer rechten Hüfte.
1 Subcutanes Fett
2 Glutealmuskulatur
3 intermuskuläres Septum
4 Gelenkskapsel
5 Umschlagfalte von Gelenkskapsel und Schenkel-
  halsperichondrium
6 knorpelig präformierter Schenkelhalsanteil
7 Knorpel-Knochengrenze
8 Labrum acetabulare
9 knorpeliger präformierter Pfannenerker
10 Hüftkopfkern
11 Schallpalisade der abgewinkelten Knorpelkno-
   chengrenze
12 knöcherner Erker
13 Os ilium
14 Y-Fuge

Am coxalen Femurende ist die Knorpel-Knochen-Grenze je nach Alter abgerundet oder
schon etwas abgewinkelt. Ist sie mehr gerundet,
wie etwa in Abb. 5.3, so kann sie am Sonogramm
bis in die Acetabulumtiefe verfolgt werden (Abb.
5.11). Winkelt sich die Knorpel-Knochen-Grenze
zwischen Kopf- und Schenkelhals bei größeren
Säuglingen immer mehr ab, wie in Abb. 5.2, so
gerät jener Anteil der Knorpel-Knochen-Grenze,
der Schenkelhals und Hüftkopf trennt, durch die
davor liegenden knöchernen Anteile des Schenkelhalses immer mehr in den Schallschatten und
kann oft nur mehr rudimentär als palisadenarti-
ge, parallel angeordnete Echostreifen erkannt
werden (Abb. 5.10).

Durchläuft der Schallstrahl den hyalinen Hüftkopf, so kann er, wenn vorhanden, bereits auf
einen Hüftkopfkern treffen. Bei kleinen Hüftkopfkernen durchdringt die Ultraschallwelle den
Hüftkopfkern gut. In diesem Falle ist die Abdek-
kung durch Schallschattenbildung so gering, daß
in der Regel der Einblick in die Tiefe des Ace-
tabulums nicht verwehrt wird (Abb. 5.10). Ist
dagegen der Hüftkopfkern bereits sehr groß, so
kann der Einblick in die Tiefe der Fossa acetabuli
durch starke Schallschattenbildung verwehrt werden. Wichtig ist dagegen, festzustellen, daß am
cranialen Pol des Hüftkopfkernes die Schallwelle
die Hüftkopfkernkalotte auch bei großen Hüftkopfkernen gut durchdringen kann und auf den

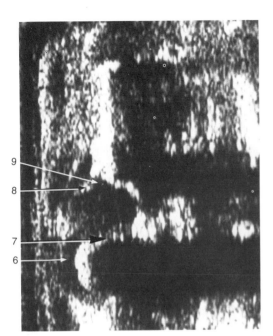

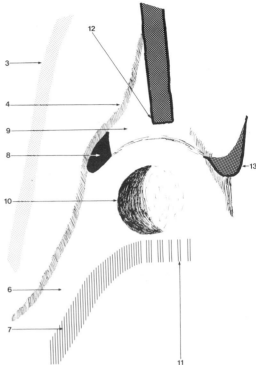

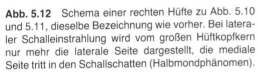

Abb. 5.12 Schema einer rechten Hüfte zu Abb. 5.10 und 5.11, dieselbe Bezeichnung wie vorher. Bei lateraler Schalleinstrahlung wird vom großen Hüftkopfkern nur mehr die laterale Seite dargestellt, die mediale Seite tritt in den Schallschatten (Halbmondphänomen).

Abb. 5.11 Neugeborenenhüfte mit runder Knorpel-Knochengrenze (7), die bis in die Tiefe des Acetabulum darstellbar ist. Bezeichnung wie in Abb. 5.10.

dahinterliegenden Unterrand des Os ilium, der der Fossa acetabuli zugehört, auftrifft. Dieser untere Rand des Os ilium, der den cranialen Anteil des Bodens der Fossa acetabuli bildet, ist, wie wir später feststellen, ein integrierender Bestandteil jedes Hüftsonogramms und kann durch das oben beschriebene Phänomen auch über den 10. Lebensmonat hinaus noch bei großen Hüftkopfkernen immer dargestellt werden.

Der Hüftkopfkern selbst ist im Sonogramm 14–21 Tage früher zu erkennen als im Röntgenbild.

Der Grund hierfür ist folgender:

Bereits im Stadium der physiologischen Blasenzellbildung an der Stelle des anzulegenden Hüftkopfkernes treten durch die Strukturinhomogenität im hyalinen Knorpel Streuechos auf. Dadurch ist im Sonogramm bereits die Anlage des Hüftkopfkernes noch vor dem Stadium der Einlagerung der Kalksalze sichtbar. Erst wenn die Kalksalzeinlagerung in den physiologisch absterbenden Knorpel-Zell-Nestern erfolgt, wird der Hüftkopfkern im Röntgen sichtbar.

Keinesfalls darf im Sonogramm der Hüftkopfkern immer als Zentrum des Hüftkopfes angesehen werden. Als Zentrum kann er nur betrachtet werden, wenn er noch klein ist. Ossifiziert er weiter und wird größer und echogen (reflexreicher), so ist bei großen Hüftkopfkernen nur mehr die laterale Zirkumferenz darstellbar. Die medialen Anteile treten in den Schallschatten. Große Hüftkopfkerne können daher nur mehr als lateral liegende, halbmondförmige Gebilde dargestellt werden. Wir sprechen in diesem Zusammenhang vom sogenannten *Halbmondphänomen* (Abb. 5.12, 5.13).

In diesem Stadium erscheinen sämtliche Hüftkopfkerne im Hüftsonogramm bei fälschlich angewandter Röntgenklassifizierung mit Erkerlot und Hilgenreinerlinie immer als lateralisiert.

Es darf daher ein Hüftkopfkern nicht zur Beurteilung der Stellung des Hüftkopfes in der Pfanne herangezogen werden. Sonographisch kommt dem Hüftkopfkern ausschließlich eine Bedeutung als Reifezeichen der Hüfte zu.

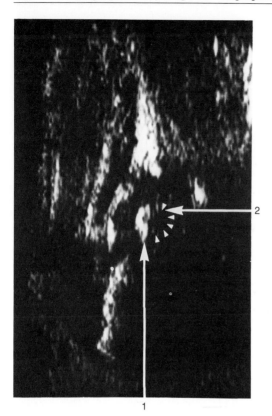

Abb. 5.13 Sonogramm einer rechten Hüfte, Halbmondphänomen.
1 laterale Circumferenz des Hüftkopfkernes
2 nicht dargestellter Anteil des Hüftkopfkernes im Schallschatten

Am Pfannendachbereich trifft der Schallstrahl nach Durchdringung des Perichondriums auf den darunterliegenden, hyalin knorpelig präformierten Pfannenerker. Dieser wird, wie bereits beschrieben, lateralcaudal durch das Labrum acetabulare abgegrenzt. Medialwärts wird er durch den knöchernen Erker begrenzt, peripher lateral durch das Perichondrium, das fließend in die Gelenkskapsel übergeht. Aus dieser Situation ergeben sich sonographisch folgende

5.2.1 Besonderheiten
(Abb. 5.14 bis 5.16)

Dem hyalin knorpelig präformierten Pfannendach kommt in der Hüftsonographie eine zentrale Bedeutung zu. Alle Formen von Hüftreifungsstörungen hinterlassen ihre Spuren am Pfannendach. Eine Klassifizierung und Typeneinteilung kann nur vorgenommen werden, wenn die Struk-

turen am knöchernen, aber besonders am knorpeligen Pfannendach auch bei hochpathologischen Fällen immer klar und eindeutig identifiziert werden. Dies ist nicht immer leicht. Kommt es doch zu schweren Störungen der Topographie bei Dezentrierungsvorgängen mit konsekutiv oft schlechten Reflexionsverhältnissen. Auf folgende Besonderheiten soll ausdrücklich hingewiesen werden:

1. Das Labrum acetabulare
2. Das Perichondrium-Loch.

Für alle weiteren diagnostischen Maßnahmen ist die Lokalisierung des *Labrum acetabulare* wichtig. Das Labrum acetabulare ist in der Regel dreieckig, aber nicht bei jeder Säuglingshüfte gleich groß und daher nicht immer gleich gut darstellbar. Die individuell verschiedene Größe des Ringbandes ist auch von der Implantation von Totalendoprothesen geläufig. Manchmal bestehen sehr breite Ringbänder, die zu resezieren sind, in manchen Fällen sieht man aber nur einen schmalen kollagenfaserigen Saum. Auch wenn das Labrum acetabulare sonographisch nicht immer vollkommen exakt darstellbar ist, kann mit folgender Definition die Lokalisierung durchgeführt werden:

Das Labrum acetabulare ist immer jenes Echo („Echoknötchen"), das nach dem Schalloch des hyalinen Knorpels peripher an der Gelenkskapsel innen anliegt.

Das sogenannte *Perichondrium-Loch* kann ebenfalls zur Lokalisierung des Labrum acetabulare mitherangezogen werden. Der das Hüftgelenk umhüllende Gewebsstreifen: Gelenkskapsel–Perichondrium–Darmbeinperiost, erfüllt zwar funktionell verschiedene Aufgaben, bildet aber sonographisch durch seine kollagene Struktur eine Einheit. Nun ist dieses Gewebe sonographisch in jenem Bezirk, in dem es als Perichondrium imponiert und den hyalin knorpelig präformierten Erker lateral abgrenzt, auffallend dünn. Es kann daher bei nicht optimaler Tiefenverstärkung des Ultraschallgerätes passieren, daß wohl sämtliche anderen Gelenksanteile wie Gelenkskapsel, Knochenerker, Labrum acetabulare, gut dargestellt sind, der dünne Perichondrium-Streifen jedoch nicht zur Darstellung kommt und die lateral gelegene Begrenzung des Knorpelerkers scheinbar ganz oder teilweise fehlt (Abb. 5.15, 5.16). Am Übergang Perichondrium-Gelenkskapsel hängt aber innen das Labrum acetabulare frei vom knorpeligen Erker in das Gelenk hinein. Es kann daher das sogenannte Perichondrium-Loch

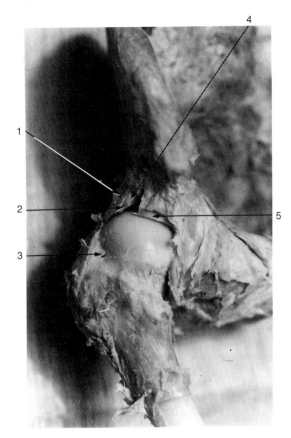

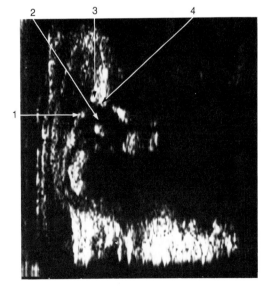

Abb. 5.15 Perichondriumloch. Der Gewebsstreifen Periost (1), Perichondrium (2) und Gelenkskapsel (3) ist nicht überall gleich breit. Am Übergang von Gelenkskapsel zu Perichondrium ist der Übergang abrupt, während am Übergang vom Periost zum Perichondrium der Übergang fließend erfolgt. Durch das dünne Perichondrium kommt es sonographisch zum Perichondriumloch (4).

Abb. 5.14 Hüftpräparat rechte Seite.
1 Perichondrium
2 Labrum acetabulare
3 Umschlagfalte von Gelenkskapsel zu Perichondrium des Schenkelhalses und Trochanter major
4 knorpelig präformierter Pfannendachanteil
5 frei in das Gelenk hineinragendes Labrum acetabulare

in schwierigen Fällen mit zur Lokalisierung und Identifizierung des Labrum acetabulare herangezogen werden.

Auf einen häufig begangenen Fehler in der Identifizierung muß besonders hingewiesen werden: Dadurch, daß der Übergang von Darmbeinperiost zu Perichondrium fließend ist, ist der craniale Teil des Perichondrium oft sehr stark echogen (3 in Abb. 5.16). Diese starke Echogenität führt manchmal dazu, dieses Echo fälschlich als Labrum acetabulare zu identifizieren. Die Folgen für die Diagnose sind natürlich katastrophal.

Abb. 5.16 Sonogramm mit Perichondriumloch.
1 Labrum acetabulare
2 Perichondriumloch
3 Übergang vom Periost zu Perichondrium
4 knöcherner Erker

6 Typisierung sonographischer Hüftgelenksbefunde

6.1 Typeneinteilung

Die Bezeichnung Hüftdysplasie bezieht sich eigentlich nur auf die Wachstumsstörungen der Hüftgelenkspfanne. Um eine Hüftdysplasie zu diagnostizieren und zu klassifizieren, ist es daher eigentlich nur notwendig, die Veränderungen am knöchernen und am knorpeligen Anteil der Hüftpfanne genau festzuhalten. Da sich das Hüftkopf-Pfannen System gegenseitig beeinflußt, hinterläßt der Hüftkopf seine Spuren bei Luxationsvorgängen an der Hüftpfanne. Es ist sonographisch möglich, besonders diesen Wachstumsbereich in seiner knöchernen und knorpeligen Ausprägung zu klassifizieren, deshalb können sämtliche Spuren des luxierenden Hüftkopfes an der Hüftpfanne abgelesen werden. Es ist daher sonographisch nicht notwendig, die Stellung des coxalen Femurendes ähnlich wie in der Röntgentechnik mit in das diagnostische Konzept einzubeziehen. Sämtliche vom Röntgen-Projektionsbild bekannten stellungs- und lagerungsbedingten Fehler, die Anlaß zu Fehlinterpretationen des Röntgenbildes geben können, sind am sonographischen Schnittbild nicht vorhanden.

In der Praxis ist es günstig, sich vor allem das Sonogramm einer normalen, ausgereiften (Typ I) Hüfte einzuprägen. Hat sich der Untersucher erst einmal diesen Normalbefund eingeprägt, fallen ihm sämtliche Abweichungen von dieser Norm sofort auf. Dies hat zur Folge, daß der Untersucher in der Regel vom Monitor – auch bei dynamischen Untersuchungen – dem Hüftgelenksbefund sofort den richtigen Stellenwert zuordnen kann.

Wir haben daher folgenden Satz geprägt:

Alles, was nicht wie Typ I aussieht, ist verdächtig.

Um diese Blickdiagnosen noch zu unterstützen und das Auge weiterhin zu schulen, haben wir die Erfahrung gemacht, daß es sehr nützlich ist, nicht rechte und linke Hüftsonogramme anzufertigen, sondern alle Bilder, auch die linken auf rechts zu projizieren. Die Hüftsonogramme sind unabhängig, ob sie rechte oder linke Hüften darstellen, röntgenologischen a.-p. Bildern einer rechten Hüfte ähnlich. Der Untersucher gewinnt dadurch immer denselben Bildeindruck und findet sich daher in der Vielzahl der Feindifferenzierungen wesentlich leichter zurecht. Die Unterscheidung zwischen rechts und links ist an den Ultraschallgeräten durch ein Symbol oder durch eine Rechts-Links-Bezeichnung in der Regel ohne Schwierigkeiten möglich.

Wir möchten auch noch einen zweiten Grund für diese auf den ersten Blick etwas eigenartige Vorgangsweise angeben. Es wird immer wieder der Versuch gemacht, die Sonogramme ähnlich einer Röntgen-a.-p.-Aufnahme zu interpretieren. Erhält der Untersucher bei seinem Abtastvorgang rechts und links projizierte Hüften, kommt er – unserer Erfahrung nach – gerne in Versuchung, diese beiden Hüften ähnlich einem Röntgenbild zusammenfügen zu wollen und sogar eine Hilgenreiner-Linie zu ziehen. Dieses Vorgehen wäre natürlich absolut falsch, da die räumliche Zuordnung der einzeln angefertigten Sonogramme theoretisch nicht möglich ist. Das Bezugs- und Meßsystem muß direkt an den Pfannendachpunkten festgelegt werden, so daß ein lageunabhängiges, durch drei festgelegte Punkte am Hüftsonogramm definiertes Meßsystem entsteht.

Typ I (Abb. 6.1a–c)

Dieser Hüfttyp entspricht der ausgereiften Hüfte. Sowohl klinisch als auch röntgenologisch besteht ein gesundes Hüftgelenk. Der knöcherne Erker ist gut ausgebildet und konturiert (a, b). Wir sprechen auch von guter knöcherner Formsicherung. Der knorpelige Anteil des Pfannenerkers ist pfannendachergänzend, übergreift den Hüftkopf und zieht mit seinem Labrum acetabulare als caudale Begrenzung schmal dreieckigspitzzipfelig nach caudal-distal. Die sonographische Struktur des knorpeligen Erkers entspricht der des hyalinen Knorpels und ist echoarm (= Schalloch).

In vielen Fällen ist der knöcherne Erker – so wie oben beschrieben – pfeilerartig, eckig und scharf abgegrenzt (b). In einigen Fällen ist es aber durchaus möglich, daß der knöcherne Erker diese scharfe Konturierung vermissen läßt und statt dessen eine leichte Abrundung seiner Kante aufweist (c). Die sogenannte „knöcherne Formsi-

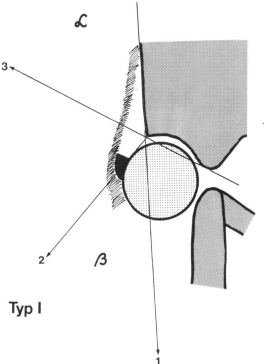

Typ I

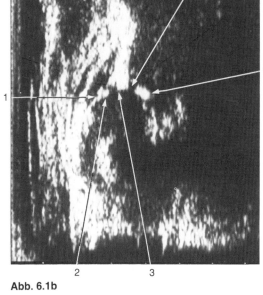

Abb. 6.1b

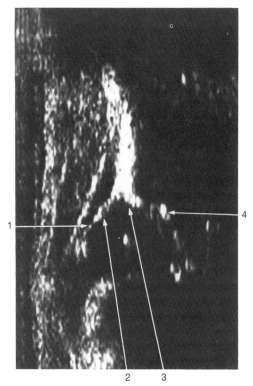

Abb. 6.1a Schematische Zeichnung einer rechten Hüfte: Typ I
1 Grundlinie
2 Ausstellungslinie, α: Knochenwinkel
                 β: Knorpelwinkel
3 Pfannendachlinie

Abb. 6.1b Ultraschallbild eines 2 Monate alten Säuglings, rechte Hüfte: Typ I. Pfeilerartiger, gut konturierter knöcherner Erker.
1 Gelenkskapsel
2 Labrum acetabulare
3 gut konturierter eckiger Knochenerker
4 Os ilium
5 Schallschatten hinter dem Knochenerker

cherung" entspricht weiterhin einer ausgereiften, korrekt überdachten Hüfte, auch die später zu besprechenden Winkelverhältnisse haben sich nicht geändert. Hier soll in Erinnerung gerufen werden, daß wir auch bei Röntgenaufnahmen oft ähnliche Verhältnisse finden. Die winkelmäßigen Pfannendachverhältnisse sind durchaus altersgemäß korrekt, wir finden aber einerseits scharf konturierte, eckige, andererseits minimal abgerundete oder „geschweifte" Pfannenerker, ohne daß die Pfanne deshalb gleich dysplastisch wäre.

Abb. 6.1c Ultraschallbild, Typ I mit „geschweiftem" Knochenerker bei Typ I. Bezeichnung wie Abb. 6.1b. Beschreibung: Abgerundeter Knochenerker bei guter knöcherner Formgebung (= Formsicherung).

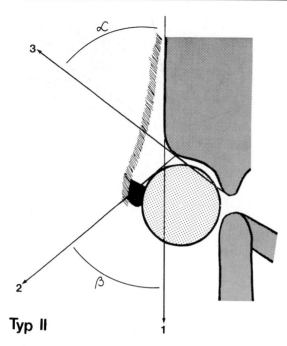

Typ II

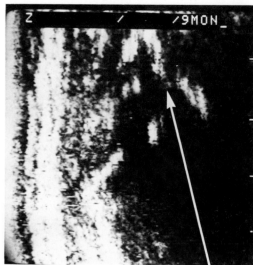

Abb. 6.2a Schematische Zeichnung, rechte Hüfte: Typ II. Gesamtüberdachung ausreichend. Das Verhältnis zwischen Knorpeldach zu knöcherner Überdachung zugunsten des Knorpels gestört.
1 Grundlinie
2 Ausstellungslinie
3 Pfannendachlinie, α: Knochenwinkel
β: Knorpelwinkel

Abb. 6.2b Linke Hüfte, 9 Monate. Knöcherner Erker abgerundet bei mangelnder knöcherner Formgebung. Knorpelerker breit übergreifend: Typ II b. Der Schnitt verläuft durch den knöchernen Erkerdefekt in Abb. 6.2c (Sonogramm auf rechts projiziert).

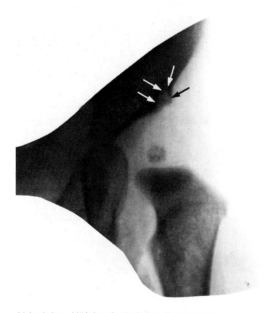

Abb. 6.2c Hüftdysplasie links, Erkerdefekt zwischen vorderem und hinterem Pfannendachrand, mit Pfeilen markiert.

Typ II (Abb. 6.2a–g)

Die knöcherne Formgebung ist mangelhaft. Der knöcherne Erker variiert von leichter Abrundung bis zunehmender Abflachung. Die knorpeligen Pfannenanteile stellen dagegen die Gesamtüberdachung noch sicher, der knorpelige Pfannenerker erscheint daher verbreitert, übergreift aber den Hüftkopf noch. Der Gelenkschluß ist erhalten.

Auch in diesem Falle ist das typische Schalloch des knorpeligen Erkers vorhanden. Der knorpelige Erker ist echoarm und wirkt verbreitert. Es besteht ein Mißverhältnis zwischen knorpeliger und knöcherner Überdachung zugunsten des Knorpels bei ausreichender Gesamtüberdachung. Diesen Hüfttyp haben wir daher als *Verknöcherungsverzögerung* bezeichnet.

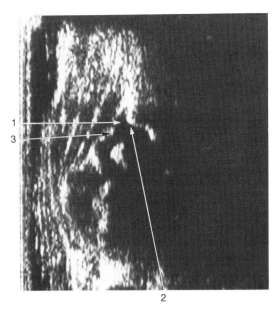

Abb. 6.2d Knöcherner Erker (1) rund, knöcherne Formgebung ausreichend, Kompensation durch breiten übergreifenden Knorpelerker (2), Labrum acetabulare (3) (Typ II).

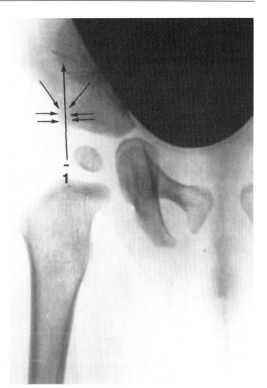

Abb. 6.2e Röntgen zu Abb. 6.2d. Erkerdefekt mit Pfeilen markiert. Die Standardebene liegt in der Pfannendachmitte (1).

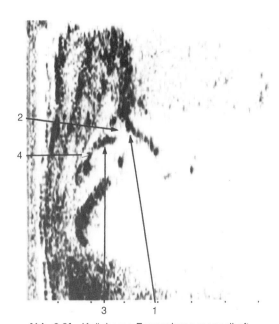

Abb. 6.2f Knöcherne Formgebung mangelhaft.
1 knöcherner Erker stark abgerundet
2 Knorpelerker sehr breit aber übergreifend
3 Labrum acetabulare
4 Gelenkskapsel

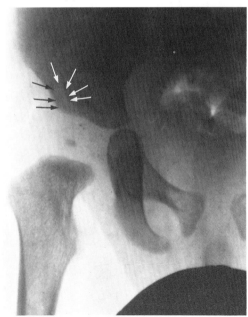

Abb. 6.2g Röntgen korrespondierend zu 6.2f. Schwerer Erkerdefekt, nur der hintere Pfannenerker gut ausgebildet, Erkerdefekt mit Pfeilen markiert. Dieser Defekt wird durch Knorpel kompensiert.

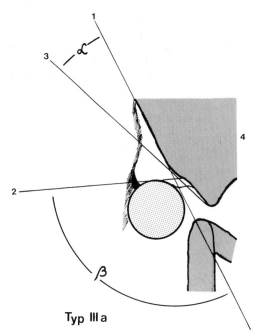

Typ III a

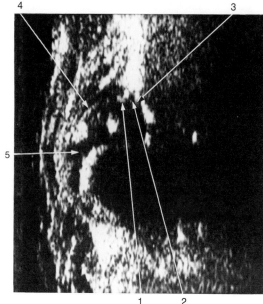

Abb. 6.3a Schematische Zeichnung der rechten Hüfte. Dezentrierung Typ IIIa (ohne histologische Gefügestörung, der hyaline Pfannendachknorpel ist schallarm)
1 Grundlinie
2 Ausstellungslinie
3 Pfannendachlinie
  α: Knochenwinkel
  β: Knorpelwinkel

Abb. 6.3b Rechte Hüfte, 2 Monate, entsprechend 6.3d rechts. Die knöcherne Formgebung ist mangelhaft, der knöcherne Erker (3) abgeflacht, der knorpelige Erker (2) mit dem Labrum acetabulare (1) nach oben gedrückt und verdrängt. Das Schalloch des knorpeligen Pfannendaches (2) noch erhalten, Typ IIIa.
4 Gelenkskapsel
5 knorpeliger Anteil des Schenkelhalses

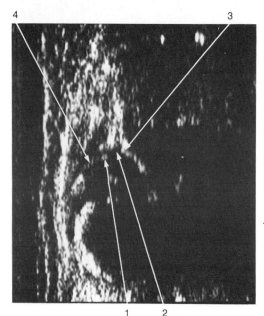

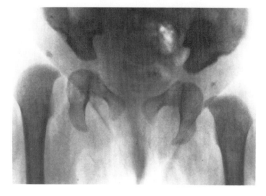

Abb. 6.3d Röntgen zu Abb. 6.3b und c.

◄ **Abb. 6.3c** Linke Hüfte, entsprechend Abb. 6.3d links. Die knöcherne Formgebung mangelhaft, der knöcherne Erker (3) abgerundet. Der knorpelige Pfannendachanteil mit dem Labrum acetabulare (1) und dem verbreiterten hyalinen Knorpel (2) übergreift aber den Hüftkopf ausreichend und stellt die Gesamtüberdachung sicher, Typ II.
4 Gelenkskapsel

Typ III (Abb. 6.3 und 6.4)

Nimmt die Abflachung des knöchernen Erkers weiterhin zu, so wird die belastbare, feste knöcherne Überdachung des Hüftkopfes zunehmend mangelhaft. Der gesamte Druck des nach cranial drängenden Hüftkopfes lastet überwiegend auf dem knorpeligen Pfannendach. Dieses hält auf Dauer dem Druck nicht stand und beginnt sich nach cranial-lateral zu verbiegen. Diesen Hüfttyp mit cranial-lateral verbogenem, knorpeligem Pfannendach bei noch normaler Echostruktur (Schalloch!) des knorpeligen Erkers haben wir als **Typ IIIa** bezeichnet (Abb. 6.3a und b). Durch zunehmenden Druck auf das knorpelige Pfannendach kommt es zu Umbauzonen im hyalinen Erkerbereich. Die histologische Struktur des Knorpels verändert sich. Die regelmäßige Knorpelarchitektonik geht besonders am Übergang von Knorpel zu knöcherner Grenzlamelle im Wachstumsbereich verloren. Die im hyalinen Knorpel liegenden, durch Kittsubstanz maskierten, lichtmikroskopisch nicht sichtbaren Kollagenfibrillen und -fasern werden demaskiert und lichtmikroskopisch sichtbar. Durch diese Strukturstörungen geht die typische echoarme Struktur des hyalinen Pfannendaches verloren, der Knorpel wird echogen (= echodicht), (Abb.

6.4a). Diese eindrucksvollen histologischen Veränderungen sind in Abb. 4.6 deutlich sichtbar und eine logische Begründung für die plötzlich auftretende Echogenität. Es ist ganz wichtig, darauf hinzuweisen, daß Typ IIIb nicht unbedingt eine „hohe" Luxation ist (s. Abb. 6.4b–e). Oft sind es nur geringe Dezentrierungen. Der Hüftkopf bleibt auf seinem Luxationsweg nach cranial-dorsal quasi „hängen" und drückt voll auf den bereits deformierten Pfannendachknorpel sowie den Wachstumsbereich und zerstört diesen.

Daß die Echogenität des Hüftkopfes, der ja auch in diesem Stadium erhöhtem Druck ausgesetzt wird, nicht zunimmt, dürfte zwei Ursachen haben:

1. Auf der kugeligen Oberfläche verteilt sich der Druck besser.

2. Bei der Deformierung des Pfannendachknorpels kommen nicht nur Druck sondern auch Zug- und Scherkräfte zur Anwendung.

Wir haben jene dezentrierten Hüften, bei denen das knorpelige Pfannendach nicht nur cranial-lateral verbogen, sondern auch echogen (= echodicht) ist, als **Hüfttyp IIIb** bezeichnet (Abb. 6.4). Wir werten die Strukturverdichtungen des knor-

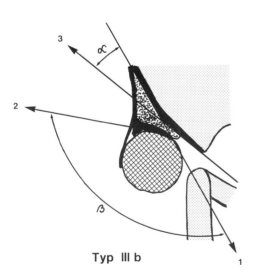

Typ III b

Abb. 6.4a Rechte Hüfte Typ IIIb schematisch. Der Knorpel wird durch den Druck histologisch verändert und echogen. Bezeichnung wie Abb. 6.3a.

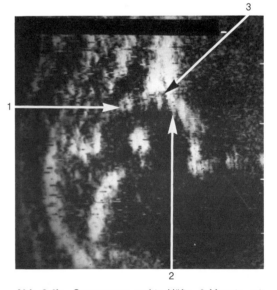

Abb. 6.4b Sonogramm rechte Hüfte, 6 Monate, mit deutlicher Echoverdichtung (3) des knorpeligen Pfannendaches. Die knöcherne Formgebung hochgradig mangelhaft, der knöcherne Erker stark abgerundet bis abgeflacht (2), knorpeliger Erker (3) echogen, verbreitert und mit dem labrum acetabulare (1) verdrängt.

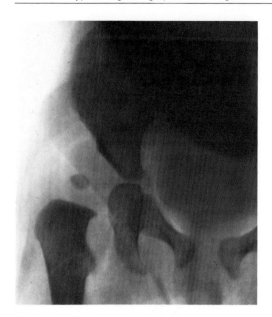

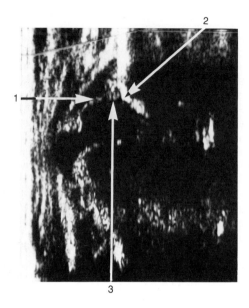

Abb. 6.4c Röntgen zu Abb. 6.4a.

Abb. 6.4d 8 Wochen alter Säugling, rechte Hüfte, Sonogramm mit nach oben verdrängtem und deutlichem echogenen Knorpelerker (3). Die knöcherne Formgebung mangelhaft, der knöcherne Erker (2) abgerundet, Typ IIIb.
1 Labrum acetabulare

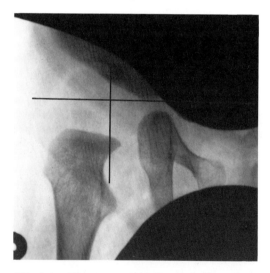

Abb. 6.4e Röntgen zu 6.4d. Beachtenswert ist der geringe Dislokationsgrad, der über die Schwere des tatsächlichen Schadens hinwegtäuscht. Der Pfannendachknorpel ist (sonographisch nachweisbar) erheblich geschädigt.

peligen Pfannendaches als Zeichen des pathologischen Druckes mit histologischer Gefügestörung des Pfannendaches (röntgenologisch kann Typ IIIa von Typ IIIb nicht unterschieden werden!).

Typ IV (Abb. 6.5a und b)

Dieser Typ entspricht meist der hohen Luxation. Der Hüftkopf ist bereits so weit nach cranial dorsal luxiert, daß er das Acetabulum vollständig verlassen hat. Der Pfannendachknorpel wird ausgewalzt, nach medial caudal in die Primärpfanne hineingequetscht. Der wesentliche graduelle Unterschied zu Typ III-Hüften liegt aber darin, daß an der oberen Zirkumferenz des Hüftkopfes kein Pfannendachknorpel mit Labrum acetabulare lokalisiert werden kann, da die zerquetschten Limbusreste (= Knorpel + Labrum) nach mediocaudal gedrückt wurden. Der zerquetschte Limbus ist nicht mehr sicher identifizierbar, er wird durch das nach cranial luxierte coxale Femurende bei lateraler Einstrahlrichtung völlig abgedeckt und kommt im Schallschatten des knöchernen Anteils des Schenkelhalses zu liegen.

Werden tomogrammartige Schnitte in Frontalebene angelegt, ist das Acetabulum leer, der Hüftkopf kann in den Weichteilen sonographisch lokalisiert werden. Da es sich um Schnittbilder in

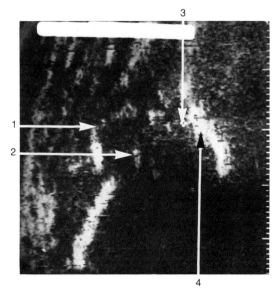

Abb. 6.5a Rechte Hüfte, Typ IV.
1 Gelenkskapsel
2 Hüftkopfkern
3 nicht sicher indentifizierbarer knorpeliger Pfannen-
  erkerrest
4 Acetabulum.
An der oberen Circumferenz des Hüftkopfes kann das
Labrum acetabulare sowie der knorpelige Pfannendachanteil nicht mehr sicher identifiziert werden. Der
Knorpelrest (3) ist nach mediocaudal abgedrängt.

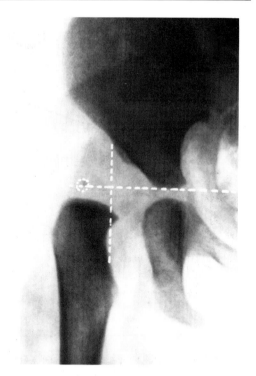

Abb. 6.5b Röntgen zu 6.5a.

der Frontalebene handelt, kann entweder das mit Gewebe ausgefüllte Acetabulum gefunden oder bei leichtem Schwenken des Schallkopfes der in den Weichteilen liegende Hüftkopf ohne die typische Struktur des knorpeligen und knöchernen Pfannendaches lokalisiert werden.

6.2 Zum Problem des echogenen (= echodichten) Knorpelerkers

6.2.1 Der Referenzpunkt

Es wurde bereits bei den Einstellungsmöglichkeiten am Ultraschallgerät darauf hingewiesen, daß das Gerät so abgestimmt werden sollte, daß der hyaline Hüftkopf sonographisch entsprechend seiner hyalin knorpeligen Struktur echoarm bzw. echofrei sein sollte. Ist die Intensität oder der Tiefenausgleich zu stark eingestellt, kann es zu einer Überstrahlung des Bildes kommen. In diesem Falle sind auch im hyalinen Hüftkopf und Pfannendachknorpel deutliche Echos zu sehen.

Dies würde fälschlich zur Diagnose eines echogenen (= echodichten = echoreichen) Knorpels führen.

Will man am knorpeligen Pfannenerker zwischen „echoarm" und „echoreich" differenzieren, so sind natürlich die Verstärkungsverhältnisse am Gerät in Betracht zu ziehen. Es muß für die Beurteilung der Echostruktur am knorpeligen Pfannenerker ein Referenzpunkt zur vergleichenden Strukturbeurteilung gefunden werden. Er sollte direkt daneben und in gleicher Verstärkungstiefe liegen.

Bei der Hüftsonographie sind wir nun in der glücklichen Lage, daß der Referenzpunkt für die Beurteilung der Echogenität des knorpeligen Pfannendaches direkt daneben liegt. Beurteilen wir die Echogenität des hyalinen Pfannendachknorpels, ist der Referenzpunkt der direkt darunter liegende Hüftkopf. Dieser ist nicht nur direkt benachbart und anliegend, sondern auch im gleichen Tiefenausgleichsbereich des Ultraschallgerätes.

Finden sich auch im hyalinen Hüftkopf Echos

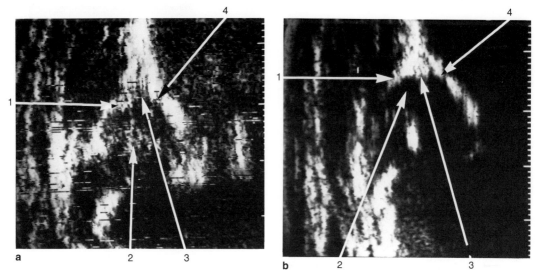

Abb. 6.6 Vergleich zwischen Abb. a und b.
1 Labrum acetabulare
2 knorpelig präformierter Hüftkopf
3 knorpeliges Pfannendach
4 Erkeräquivalent bzw. Umschlagpunkt.
In Abb. 6.6a befinden sich auch im knorpeligen Pfannendach deutliche Echos. Im darunter liegenden Hüftkopf (2) sind diese Echos ebenfalls vorhanden. Werden diese Strukturen vom knorpeligen Pfannendach abgezogen, so ist das knorpelige Pfannendach relativ echofrei: Typ IIIa.
In Abb. 6.6b ist das knorpelige Pfannendach (3) gegenüber den Strukturen im Hüftkopf (2) (Referenzpunkt) deutlich echogen: Typ IIIb.

durch starke Intensitäts- oder Tiefenausgleichseinstellung, so müssen diese quasi von den etwaigen vorhandenen Echos im hyalinen Pfannendach subtrahiert werden. Nur unter der Bedingung, daß der darunterliegende hyaline Hüftkopf mit seinen sonographischen Strukturen als Referenzpunkt herangezogen wird, ist es zulässig, eine Echogenitätsbeurteilung, die in diesem speziellen Falle einer histologischen Klassifizierung gleichkommt, durchzuführen.

Die richtige Beurteilung wird in Abb. 6.6a und b demonstriert. Obwohl in Abbildung a deutliche Echos und eine scheinbare Echogenität des Knorpelerkers vorhanden sind, ist die Hüfte Typ IIIa zuzuordnen. Es sind gleichstarke Echos im Hüftkopf (Referenzpunkt) vorhanden. Werden diese Echos von denjenigen des Knorpelechos subtrahiert, so muß das Knorpelecho als echoarm bezeichnet werden.

In Abb. 6.6b sind im deformierten Knorpeldach deutlich stärkere Echos als in dem darunterliegenden, nahezu echofreien Hüftkopf, festzustellen – Typ IIIb.

6.2.2 Pathologische und physiologische Echogenität

Wir haben bereits darauf hingewiesen, daß die Echogenität bei dezentrierten Typ-III-b-Hüften als pathologisch im Sinne einer histologischen Transformierung der hyalinen Strukturen zu werten ist. Es sind aber auch bei nicht dezentrierten Hüften besonders im cranialen Anteil des hyalin-knorpeligen Erkers Echoverdichtungszonen oft sehr massiv nachweisbar. Es ist daher notwendig, eine Differenzierung der Echoverdichtung bei zentrierten (Typ I und Typ II) und dezentrierten (Typ IIIb) Hüften vorzunehmen.

Der knorpelig präformierte Pfannenerker verknöchert physiologischerweise, indem der knorpelige Erker aufgebraucht wird. Sonographisch kann beobachtet werden, daß bei zunehmender physiologischer Verknöcherung der primär weit nach cranial als schmaler Spalt verfolgbare hyalin knorpelig präformierte Pfannenerker sein Schallloch von cranial nach caudal verliert und echogen wird. Bei weit ausgereiften Pfannendachverhältnissen ist lediglich um den knöchernen Erker ein

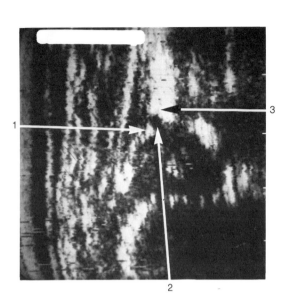

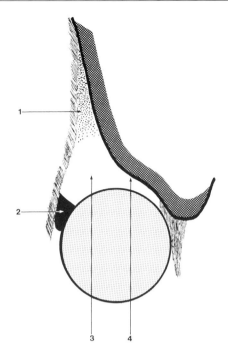

Abb. 6.7a Ausgereifte Hüfte, Typ I. Gut ausgebilde-
ter, eckiger, knöcherner Erker, der knorpelige Erker
schmal übergreifend von normaler Form und Struktur.
1 Labrum acetabulare
2 physiologisches „U"
3 weit aufgebrauchter und verknöcherter Knorpelerker

Abb. 6.7b Schema der Nachverknöcherung.
1 Von proximal nach distal zunehmende sonographische Echogenität
2 Labrum acetabulare
3 noch nicht verknöchertes knorpeliges Pfannendach
4 Umschlagpunkt (Erkeräquivalent)

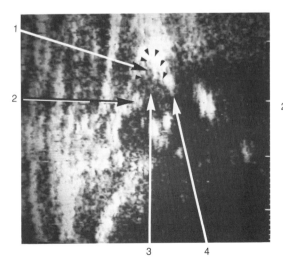

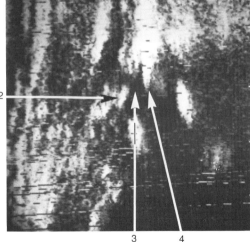

Abb. 6.7c 9 Monate alter Patient mit mangelnder
knöcherner Formgebung und breit übergreifendem,
aber nicht verdrängtem knorpeligen Pfannendach. Der
breite knorpelige Erker wird im proximalen Anteil bereits echogen (1 mit Pfeilen markiert). Bezeichnung wie
in 6.7b.

Abb. 6.7d Derselbe Patient wie in 6.7c, 2 Monate
später. Nachverknöcherung. Die knöcherne Erkerkonturierung ist fortgeschritten, der knöcherne Erker (4)
und knöcherne Formgebung deutlich besser, der knorpelige Erker ist gegenüber Abb. 6.7c deutlich schmäler
und braucht sich auf. Bezeichnung wie in Abb. 6.7b.

kleines u-förmiges Schalloch, das den Resten des hyalinen Knorpels entspricht, sichtbar. Dieses sogenannte physiologische „U", das dem Wachstumsbereich der Pfanne entspricht, bleibt auch bei späteren Untersuchungen als Ausdruck der physiologischen Wachstumszone als kleines Schalloch bestehen (Abb. 6.7a). Diese physiologisch dichten Knorpelerker mit dem Restschalloch dürfen daher keinesfalls mit dem Terminus „Strukturstörung" (= pathologisch) bezeichnet werden. Die Strukturverdichtung entspricht in diesem Falle einer weit fortgeschrittenen physiologischen Ossifizierung.

Es kann bei ein und demselben Patienten manchmal festgestellt werden, daß beide Hüften hinsichtlich ihrer Winkelausprägung einer normal ausgereiften Hüfte entsprechen. Es ist aber zu beobachten, daß eine Hüfte bereits weit von cranial nach distal den hyalinen Knorpel aufgebracht hat, während auf der anderen Seite das Knorpeldreieck weit nach cranial sichtbar und offen ist. In diesen Fällen können wir als Feindifferenzierung sonographisch feststellen, daß eine Hüfte in ihrer Entwicklung gegenüber der anderen aufgrund ihres ossifizierten Knorpels einen Vorsprung aufweist.

Besteht bei einer Hüfte sonographisch eine Verknöcherungsverzögerung (Typ II), so kann unter besonderen Umständen die Echogenität des hyalinen Pfannendaches, wenn sie auftritt, als prognostisches Zeichen verwendet werden:

Bei Verlaufskontrollen kann bei Typ-II-Hüften, die sich durch einen breiten knorpeligen Erker bei mangelnder knöcherner Formgebung aus-

zeichnen, festgestellt werden, daß plötzlich im breiten knorpeligen Erker an der Kontaktstelle Perichondrium-Periost am Darmbein, also im oberen Anteil des Knorpeldreiecks, erhebliche Verdichtungen auftreten. Zweifellos kommt diesen Verdichtungszonen in diesen Fällen keine Pathologie zu, sie dürfen daher auch nicht als Strukturstörung bezeichnet werden. Vielmehr kommt es zu einem Aufbrauchen des breiten knorpeligen Erkers durch zunehmende Verknöcherung und Nachformung des knöchernen Pfannendachanteiles. In diesem Falle ist die Strukturverdichtung ebenfalls als prognostisch günstiges Zeichen zu werten. Wir haben daher diese fortschreitenden physiologischen Verknöcherungen, die hauptsächlich Typ-II-Hüften betreffen, als „physiologische Nachverknöcherung" bezeichnet (Abb. 6.7b, c, d).

Als Definition kann gelten:

1. Vom echoarmen oder echogenen hyalinen Pfannendach darf nur im Vergleich mit dem darunter liegenden Hüftkopf gesprochen werden.

2. Der Terminus „Strukturstörung" in bezug auf die Echogenität des knorpeligen Pfannendaches darf nur in Verbindung mit dem Begriff „verdrängtes", knorpeliges Pfannendach gebraucht werden. Man legt sich damit automatisch auf eine Typ-III-b-Hüfte fest.

3. Liegt eine Verknöcherungsverzögerung (Typ II) vor und ist eine Strukturverdichtung nun meist im oberen Anteil des Knorpeldreiecks zu finden, so handelt es sich um eine sogenannte physiologische Nachverknöcherung. Sie ist als prognostisch günstiges Zeichen zu werten.

7 Standardebene, Meßtechnik und Meßfehler

7.1 Zum Problem der Standardebene

Die Ultraschallschnittbildtechnik mit den derzeit handelsüblichen Geräten ermöglicht die gesamte Zirkumferenz des Pfannendachbereiches tomogrammartig durchzumustern und zu überblicken. Der daraus gewonnene gute Überblick über das Pfannendach muß als Vorteil angesehen werden. Zusätzlich ist das Schnittbild projektionsfehlerfrei. Auf aufnahmebedingte Fehler, wie beim Röntgenbild, muß keine Rücksicht genommen werden. Auch die Stellung des coxalen Femurendes ist bei der sonographischen Beurteilung der Hüftpfanne unwichtig. Als Nachteil muß die Schwierigkeit der topographischen Zuordnung der einzelnen Schnittebenen angesehen werden. Besonders mit der Methode wenig Vertraute haben Schwierigkeiten, festzustellen, ob eine Schnittebene das Acetabulum in der Frontalebene weiter vorne, in der Mitte oder hinten durchschnitten hat oder ob die Schnittebene das Acetabulum von vorne oben nach hinten unten oder umgekehrt in Form eines Schrägschnittes durchschnitt. Die Ausbildung der knöchernen und knorpeligen Pfannendachanteile und ihr Verhältnis zueinander ist im vorderen, mittleren und hinteren Pfannendachanteil nicht gleich. Bei Unkenntnis dieser Tatsache könnte durch nicht repräsentative Schnittführung ein falsches Ergebnis erzielt werden.

Es sind daher folgende Fragen zu klären:

1. Welche Merkmale weisen die in verschiedenen Richtungen durch das Acetabulum gelegten Schnitte auf?

2. Welcher Schnitt ist reproduzierbar und eignet sich daher am besten für die Meßtechnik?

7.1.1 Material und Methode

Die Untersuchungen wurden an drei Monaten alten Leichenpräparaten im Wasserbad durchgeführt. Durch das Acetabulum wurden folgende Schnittebenen gelegt (Abb. 7.1 und 7.2):

1. Frontalschnitte (Schnitte b in Abb. 7.1 und 7.2). Sie wurden in Frontalebene des Körpers durch die Fossa acetabuli gelegt.

2. Rotationsschnitte (Schnitte a_1 und a_2). Diese Schnitte durchschneiden das Acetabulum von ventral-cranial nach dorso-caudal bzw. umgekehrt. Diese Schnitte rotieren um die zentrale Acetabulumachse.

3. Schwenkschnitte. Die Schnittebene wird um die Frontalschnitte um 45° nach vorne und hinten geschwenkt. Das Acetabulum wird schräg angeschnitten. Dieser Schnittführung kommt hinsichtlich der Meßfehler praktisch keine Bedeutung zu.

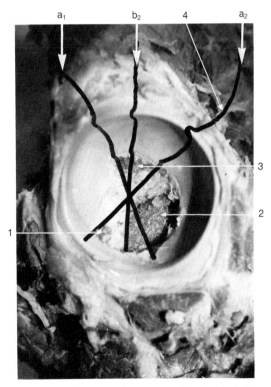

Abb. 7.1 Linkes Acetabulum in Aufsicht. 3 Schnittebenen durch die Fossa acetabuli.

a_1 der Schnitt schneidet das Pfannendach vorne

b_2 exakter Frontalschnitt

a_2 der Schnitt verläuft über den wulstförmigen hinteren Pfannendachanteil und geht in die Konkavität (4) der Fossa glutealis

1 Os pubis

2 Os ischii

3 Os ilium

LINKE HÜFTE

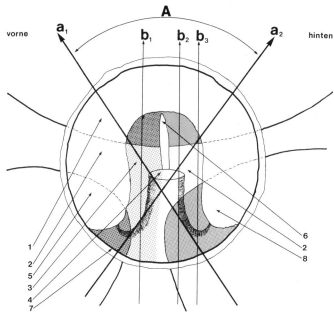

Abb. 7.2 Schematische Zeichnung linkes Acetabulum, entsprechend Abb. 7.1.

a_1 Der Schnitt verläuft von vorne oben nach hinten unten

b_1, b_2, b_3 reine Frontalschnitte

a_2 der Schnitt verläuft von hinten oben nach vorne unten

1 Facies lunata
2 horizontal verlaufender Anteil der Y-Fuge
3 Gewebe der Fossa acetabuli, teilweise abpräpariert
4 Ligamentum cap. fem.
5 durch die Facies lunata abgedecktes Os pubis
6 Schnittfläche des abpräparierten Gewebes der Fossa acetabuli
7 Ligamentum transversum acetabuli
8 Os ischiadicum

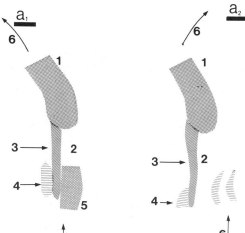

Abb. 7.3 Echostruktur entsprechend den Schnittführungen in Abb. 7.2.

a_1 und a_2 rotierte Schnitte

b_1, b_2, b_3 Frontalschnitte

1 Os ilium
2 echoarme Zone des hyalinen Knorpels der Y-Fuge
3 Gewebe der Fossa acetabuli
4 Lig. cap. femoris
5 Os ischiadicum
6 Darmbeinkonturen

(nach vorne gerichtet in a_1, nach hinten in a_2. In den Schnittebenen b nach oben ziehend).

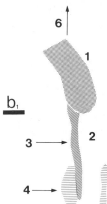
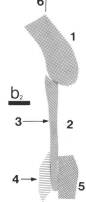
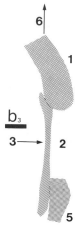

Die besondere anatomische Strukturierung der Fossa acetabuli findet ihren Niederschlag in einem komplizierten Echomuster (Abb. 7.3).

7.1.2 Ergebnisse

Wenn Hüftreifungsstörungen im Wachstumsbereich der Pfanne mittels der sogenannten „Erkerdiagnostik" beurteilt werden sollen, so müssen die für die Beurteilung notwendigen Punkte klar und eindeutig dargestellt werden. Es sind dies der Unterrand des Os ilium, der knöcherne Erker und das Labrum acetabulare. Durch diese drei Punkte wird eine Ebene bestimmt. Werden diese drei Punkte, die immer sonographisch dargestellt werden müssen, in ein Beurteilungssystem eingebaut, so ist dieses Beurteilungssystem unabhängig von der Lage des Säuglings und unabhängig von der Stellung des coxalen Femurendes. Bei den experimentellen Untersuchungen konnte nun festgestellt werden, daß bedingt durch die Konkavität des Os ilium im Acetabulumbereich nur der Unterrand des Os ilium in jenem Bereich, der dem Sektor A in Abb. 7.2 entspricht, klar und deutlich sonographisch dargestellt werden kann, wenn der Schnitt durch jenen Bereich des Os ilium gelegt wird, der bereits in der Fossa acetabuli liegt und nicht mehr durch die Facies lunata bedeckt ist. Vor dem Schnitt a_1 und hinter dem Schnitt a_2 kann der Unterrand des Os ilium durch die besondere Form der Darmbeinwölbung nicht mehr dargestellt werden. Das Darmbein wird nur tangential angeschnitten und „verflattert" am Sonogramm nach medial (zum Vergleich Abb. 7.4 und 7.5). Ist daher auf einem Sonogramm der Unterrand des Os ilium zu sehen, so kann ein Schnitt durch den tragenden Pfannendachanteil im Sektor A angenommen werden.

Es können nun die Schnittebenen noch exakter zugeordnet werden, wenn die differenten anatomischen Strukturen der Fossa acetabuli herangezogen werden. In diesem Bereich besteht der Pfannenboden aus drei Schichten (Abb. 7.2).

1. *Die tiefste Schicht (mediale Schicht)*
Sie besteht cranial aus dem Os ilium, dorsal aus dem Os ischiadicum und ventral aus kleinen Anteilen des Os pubis. Alle Knochen werden durch die Y-Fuge verbunden (Abb. 7.1).

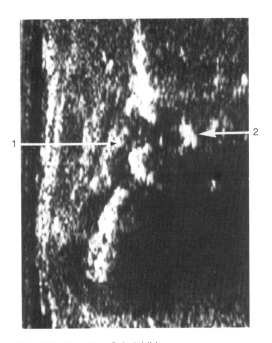

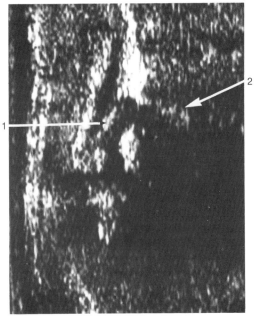

Abb. 7.4 Korrektes Schnittbild.
1 Labrum acetabulare
2 Os ilium
Das Os ilium mit seinem unteren Rand ist klar und deutlich sichtbar.

Abb. 7.5 Schnittführung außerhalb der Fossa acetabuli. Bezeichnung wie in 7.4. Der Unterrand des Os ilium ist nicht klar und deutlich dargestellt, sondern „verflattert" nach medial. Der Schnitt ist nicht verwertbar.

2. Die mittlere Schicht

Sie besteht aus Binde- und Fettgewebe, das die Fossa acetabuli auskleidet.

3. Die laterale Schicht

Sie besteht aus dem Ligamentum capitis femoris.

Es entstehen daher in der Tiefe der Fossa acetabuli je nach Schnittführung verschiedene Echos durch die differenten Strukturen der Fossa acetabuli. Verfolgt man die verschiedenen Schnittführungen von cranial nach caudal, so kann folgendes festgestellt werden (vgl. Abb. 7.2 mit 7.3):

Schnitt a$_1$

Beginnt man mit den Echos des Pfannendachbodens, so trifft der Ultraschall am Pfannenboden cranial auf den Unterrand des Os ilium. Dieses gibt starke Echos. Darunter liegt das Schalloch der Y-Fuge (hyaliner Knorpel!). Noch weiter caudal trifft der Schallstrahl auf das Os ischiadicum. Der Pfannenboden wird daher durch die starken Echos des Os ilium, caudal davon durch das Schalloch der Y-Fuge und noch weiter caudal durch die Echos des Os ischiadicum gebildet (Schnitt a$_1$ in 7.3). Der Pfannenboden wird durch das lockere Gewebe der Fossa acetabuli zugedeckt. Dieses ist weniger echogen und gibt nur zarte Echos. Sie liegen am Schnittbild vor dem unteren Anteil des Os ilium und vor der Y-Fuge und dem Os ischiadicum. Auf diesem Gewebe liegt lateral noch das Ligamentum capitis femoris. Dieses wird durch den eingestrahlten Schallstrahl ebenfalls getroffen.

Im caudalen Anteil entsteht bei dieser Schnittführung eine typische dreischichtige Echogenität: Der Schallstrahl trifft bei frontaler Einstrahlrichtung zuerst auf die starken Echos des Ligamentum capitis femoris. Anschließend durchdringt er das lockere Bindegewebe des die Fossa acetabuli auskleidenden Gewebes (schwache Echos), bis er auf das Os ischiadicum auftrifft (starke Echos – Schnitt a$_1$ in Abb. 7.3).

Schnitt b$_1$

Ein anderes Echomuster ist bei der Schnittführung entsprechend Schnitt b$_1$ zu erwarten. Im proximalen Anteil wird der Pfannenboden ebenfalls durch die starken Echos des Os ilium gebildet. Caudal befindet sich der absteigende Schenkel der Y-Fuge. Dieser Schenkel ist hyalin knorpelig und entspricht einem „Schalloch", das weit

nach distal reicht. Da der Schallstrahl nun durch keine knöchernen Strukturen aufgehalten wird, durchdringt er den absteigenden Schenkel der Y-Fuge und trifft an seiner Innenseite auf Perichondrium bzw. den Muskulus iliopsoas. Vor dem Schalloch liegt wieder das lockere Fett- und Bindegewebe und weiter lateral wieder das Gewebe des Ligamentum capitis femoris. Es finden sich auch in diesem Bereich drei Schichten von lateral nach medial:

Lateral das starke Echo des Ligamentum capitis femoris, anschließend in der Mitte das schwächere Echo der Bindegewebsschicht und medial ein Schalloch unter dem Os ilium. Die Echos, die sich medialwärts an das Schalloch anschließen, gehören bereits der Beckeninnenseite an.

Der Untersucher kann selbst, bei Kenntnis der anatomischen Feindifferenzierung der Fossa acetabuli und der daraus resultierenden Echoschichten, die Zuordnung der Schnittebene im caudalen Teil der Fossa acetabuli vornehmen.

Vergleicht man aber den Schnitt a$_1$ mit Schnitt b$_2$, so liegen diese Schnitte im caudalen Anteil eng zusammen und können aufgrund ihrer Echostrukturen in der Fossa acetabuli nicht getrennt werden. Außerdem treten bei großen Hüftkopfkernen die Strukturen des caudalen Anteiles der Fossa acetabuli in den Schallschatten und werden abgedeckt. Der Unterrand des Os ilium als cranialste Struktur der Fossa acetabuli ist auch bei großen Hüftkopfkernen gerade noch sichtbar, da der Schallstrahl die cranialen Anteile des Hüftkopfkernes immer, im Gegensatz zum Hüftkopfkernzentrum, noch durchdringen kann. Die Schnitte können durch die differenten Echos der Fossa acetabuli allein nicht immer zugeordnet werden. Der Unterrand des Os ilium *muß* dargestellt werden, ansonsten führt der Schnitt nicht durch die Fossa acetabuli und ist somit nicht verwertbar (Abb. 7.4, 7.5).

Um außer dem Iliumunterrand noch einen zweiten Punkt für den Schnitt festzulegen, kann die Darmbeinkontur oberhalb des Acetabulum unter Berücksichtigung ihrer anatomischen Form zu Hilfe genommen werden. Die äußere Corticalis des Darmbeines ist oberhalb des Pfannendaches zweifach gekrümmt, in horizontaler Richtung convex, in frontaler Richtung von vorne nach hinten mit zunehmender Konkavität (Abb. 7.1). Nimmt man die beiden Schnitte a$_1$ und a$_2$ als vorderes und hinteres Extrem, so zeigt sich, daß beim vorderen Schnitt a$_1$ die Darmbeinkontur weit ausladend nach vorne zieht. Wird der

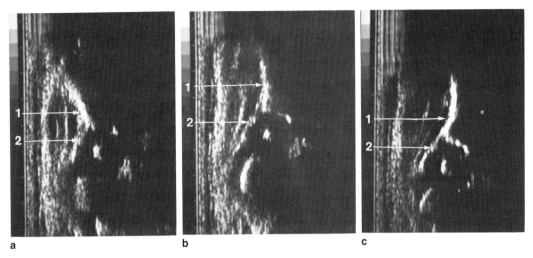

a   b   c

Abb. 7.6 3 verschieden geführte Schnitte durch dieselbe Hüfte
1 Darmbeinkontur
2 Labrum acetabulare
a Die Schnittführung schneidet den vorderen Pfannendachanteil, die Darmbeinkontur zieht nach vorne. Die knöcherne Formgebung erscheint mangelhaft. Der knorpelige Pfannendachanteil ist verbreitert.
b Korrekte Schnittführung. Darmbeinkontur zieht gerade nach oben.
c Der Schnitt geht über den hinteren Pfannendachrand in die Fossa glutealis. Dementsprechend ist die Darmbeinkontur konkav nach hinten gewölbt und der hintere Pfannenerker entsprechend dem hinteren Darmbeinwulst wulstförmig gerundet.

Schnitt in Richtung Schnittebene b_1 oder b_3, also zu reinen Frontalschnitten gedreht, so nimmt die Darmbeinkontur cranial des Acetabulum eine zunehmend gerade nach oben verlaufende Richtung ein, während sie in Richtung Schnittebene a_2, also nach dorsal über den hinteren, knöchernen wulstförmigen Pfannenrand stark zurückweicht und eine konkave Form durch die Mulde der Fossa glutealis einnimmt.

Durch den besonderen Bau des Pfannendaches und die phylogenetische Entwicklung erklärbar, ist der knöcherne Pfannenrand im hinteren Anteil immer besser ausgebildet als vorne. Im vorderen Anteil, entsprechend der Schnittlinie a_1, besteht gewöhnlich ein breiter Pfannendachknorpel bei kleinem, knöchernem Pfannendach. Es wird daher bei Schnitten im vorderen Sektor des Acetabulum immer mehr Pathologie durch den breiten Knorpel und den kleinen, knöchernen Erker vorgetäuscht. Im Gegensatz dazu wird bei Schnitten im hinteren Sektor (Schnitte a_2) durch den in der Regel mehr oder weniger gut ausgebildeten knöchernen, hinteren Pfannenrandwulst immer eine bessere Pfannenausbildung vorgetäuscht, als in Wirklichkeit vorhanden (Abb. 7.6).

7.1.3 Schlußfolgerung und Definition der Standardebene

Sonographische Schnitte mit Darmbeinkonturen, die nach vorne ziehen, treffen den vorderen Pfannendachanteil, Schnitte mit konkaven Darmbeinkonturen schneiden das Pfannendach im hinteren Sektor. Es kann daher der Pfannendachbereich unter Zuhilfenahme dieser Kenntnis von ventral nach dorsal und umgekehrt durchgemustert und so der gesamte tragende Pfannendachanteil überblickt werden. Als standardisierte Meßebene darf nur der mittlere Schnitt, der ein strenger Frontalschnitt ist, genommen werden. Diesen erhält man, indem man vom *hinteren Pfannenerker* kommend (Schnitt a_2) die Schnittebene nach vorne dreht (von a_2 nach b_2 in Abb. 7.1), bis die konkave Darmbeinkontur über dem Pfannenerker ihre Konkavität verliert und gerade wird. Der Schnitt wurde aus der Fossa glutealis in die Frontalebene herausgedreht. Bei horizontaler und gleichzeitig seitlicher Lagerung bei der Untersuchung ist dadurch meist die Darmbeinkontur parallel zum lateralen Bildrand. Dies ist ein praktischer Zufall, darf aber keinesfalls zur Definition der Standardebenen herangezogen werden.

Es kann folgender Fall vorkommen:

Die vorderen ⅔ der Pfannendachsegmente fehlen. Hier ist nur eine schiefe Ebene vorhanden. Dementsprechend wird man im Sonogramm vergeblich versuchen, eine parallel zum lateralen Bildrand liegende Darmbeinkontur darzustellen. Es kann nur eine scheinbar nach vorn ziehende Darmbeinkontur gesehen werden, die aber der schiefen Ebene der dysplastischen Pfanne entspricht. Möglicherweise unterliegt der Untersucher in diesem Falle dem Irrtum einer zu weit vorne angelegten Schnittebene. Dieser Fehler kann vermieden werden, wenn in Zweifelsfällen systematisch zuerst die hintere Schnittebene mit der Konkavität der Fossa glutealis aufgesucht und anschließend der Schnitt weiter nach vorne gedreht wird. Es wird die Konkavität sofort in die schiefe Ebene (= nach vorne ziehende Darmbeinkontur) ohne jegliche Parallelität zum lateralen Bildschirmrand übergehen. Nimmt man zusätzlich die Echogenität der Fossa acetabuli zur Feindifferenzierung zu Hilfe, kann nahezu millimetergenau die topographische Zuordnung des Schnittes erfolgen.

Die Praxis hat gezeigt, daß es unerheblich ist, ob der Frontalschnitt durch die Fossa acetabuli im vorderen Anteil (Schnitt b_1) oder im hinteren Anteil (Schnitt b_3) gelegt wird. Für reproduzierbare Schnitte genügt es, die Schnitte mit gerader Darmbeinkontur heranzuziehen, wenn dabei der Unterrand des Os ilium klar dargestellt wird.

Definition der Standardebene

Die Standardebene ist erreicht, wenn die konkave Form der Darmbeinkontur, die durch die Fossa glutealis bedingt ist, durch Rotation von Schnitt a_2 zu Schnitt b_2 verschwunden ist.

Die sogenannte Erkerdiagnostik eignet sich durch ihr Drei-Punkte-System hervorragend zur Klassifizierung und Beurteilung der dysplastischen Pfanne. Die Stellung des coxalen Femurendes ist völlig irrelevant. Somit scheiden wesentliche Faktoren der Fehlinterpretationen durch lagerungsbedingte Projektionsfehler aus. Die Meßebene ist immer genau im mittleren Pfannendachbereich, unabhängig von der Lagerung des Säuglings. Es kann daher nicht, wie am Röntgenbild, passieren, daß durch Beckendrehung oder vielmehr noch durch Beckenkippungen nicht repräsentative Pfannenerkerpunkte in die Projektionslinie geraten und Anlaß zu nicht unwesentlichen Meßfehlern sind.

In Abb. 6.2d, e, f und 7 wird die Präzision der Schnitte demonstriert. Obwohl im Röntgenbild (Abb. 6.2e) die Pfannenausbildung auf den ersten Blick korrekt ist, besteht sonographisch ein Typ II (Abb. 6.2d). Dies entspricht der schweren Verknöcherungsstörung im gesamten tragenden Erkerbereich (in Abb. 6.2e mit Pfeilen markiert).

7.2 Meßtechnik und Meßfehler

7.2.1 Einleitung (Abb. 7.7)

Im Gegensatz zu den bisher gewohnten Röntgenbildern, bei denen die Meßlinien an scharfen Konturen angelegt werden können, existieren im Sonogramm diese scharfen Konturen nicht. Wie nun die Erfahrung zeigt, werden immer wieder beim Anlegen der sonographischen Meßlinien Fehler gemacht. Im folgenden Abschnitt soll daher auf Meßtechnik und auf die Meßfehler besonders eingegangen werden. Prinzipiell muß festgestellt werden, daß die sonographischen Meßlinien an scheinbar unscharfen Echolinien des Sonogramms nur mit bedingter Genauigkeit angelegt werden können. Die Kenntnis und das Vermeiden von unnötigen Meßfehlern kann die Präzision der Meßtechnik wesentlich erhöhen, so daß die Meßfehlerbreite max. 4° nicht überschreitet.

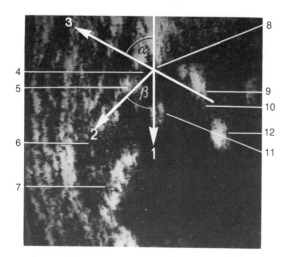

Abb. 7.7 Meßlinien.

1 Grundlinie	8 Knochenerker
2 Ausstellungslinie	9 Os ilium
3 Pfannendachlinie	10 Y-Fuge
4 Knorpelerker	11 Hüftkopfkern
5 Labrum	12 Os ischiadicum
6 Trochanter major	α: Knochenwinkel
7 Knorpel-Knochengrenze	β: Knorpelwinkel

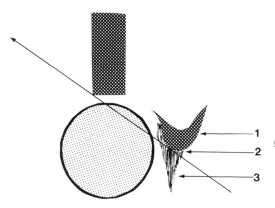

Abb. 7.8 Schema rechte Hüfte mit Pfannendachlinie.
1 Os ilium
2 Taillierung
3 Gewebe der Fossa acetabuli.
Die Pfannendachlinie wird am knöchernen Erker am lateralsten Punkt tangential angelegt. Das Gewebe der Fossa acetabuli muß mit der Meßlinie abgeschnitten werden.

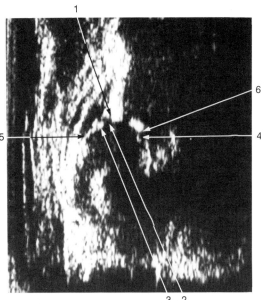

Abb. 7.9 Es kommt das Gewebe der Fossa acetabuli als Echozipfel und scheinbare Verlängerung des Echo des Os ilium deutlich zur Darstellung.
1 Kontaktstelle Knorpel-Knochen
2 knorpeliges Pfannendach
3 Labrum acetabulare
4 Gewebe der Fossa acetabuli („Echozipfel")
5 Gelenkskapsel
6 Unterrand des Os ilium

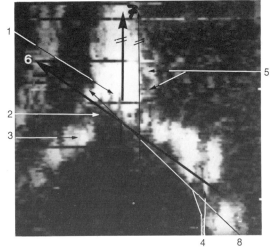

Abb. 7.10 Vergrößerung des Pfannendachbereichs mit tangential angelegter Pfannendachlinie und Gewebe der Fossa acetabuli.
1 Kontaktstelle Knorpel-Knochen
2 knorpeliges Pfannendach
3 Labrum acetabulare
4 Gewebe des Fossa acetabuli
5 Streuechos
6 Pfannendachlinie
7 Grundlinie mit Hilfslinie durch die hintere Schallauslöschung
8 falsch angelegte Pfannendachlinie

7.2.2 Pfannendachlinie, Definition und Meßfehler
(Abb. 7.8, 7.9, 7.10)

Die Pfannendachlinie ist die Verbindung des knöchernen Erkers mit dem Unterrand des Os ilium. Am knöchernen Erker wird die Meßlinie immer am lateralsten Punkt angelegt. Keine Schwierigkeiten bereitet dies, wenn der Erker eckig ist. Ist der knöcherne Erker rund oder flach, wird die Meßlinie tangential am lateralsten Punkt angelegt.

Die Meßlinie am Os ilium wird fälschlich meist zu weit caudal angelegt.

Die anatomische Situation klärt diesen Fehler leicht auf: Auf dem Os ilium liegt im Bereich der Fossa acetabuli bereits etwas vom Bindegewebe des die Fossa auskleidenden Gewebes. Im Sonogramm erscheint daher der Unterrand des Os ilium zipfelförmig nach caudal ausgezogen und oft unscharf. Das Echo des Os ilium wird scheinbar nach caudal verlängert. Dies ist aber bereits das Echo des Fettgewebes! Es muß daher dieser „caudale Echozipfel", der meist von geringerer Echogenität als das Knochenecho des Os ilium ist, mit der Meßlinie abgeschnitten werden.

Um den Unterrand des Os ilium aufzusuchen, gibt es folgende Hilfsmittel (Abb. 7.8):

1. *Der Echosprung*
Das Knochenecho des Os ilium ist stärker echogen als das zarte Fettgewebe der Fossa acetabuli.

2. *Die Taillierung*
Das Gewebe der Fossa liegt am Schnittbild lateral (= vor) dem Unterrand des Os ilium. Caudalmedial des Knochenechos ist daher eine Einschnürung (= Taillierung) des manchmal gemeinsamen Echos: Os ilium-Gewebe der Fossa acetabuli zu sehen.

7.2.3 Grundlinie, Definition und Meßfehler
(Abb. 7.11, 7.12)

Die Grundlinie ist die Verbindung des knöchernen Erkers mit jenem Punkt, an dem sich das

Perichondrium als Periost mit dem Darmbein vereinigt. Hier treten zwei Probleme auf:

1. *Das Problem des „runden" oder „flachen" Erkers.*
Es kann dadurch der distale Meßpunkt nicht gefunden werden.

2. *Der proximale Meßpunkt*, nämlich die Kontaktstelle zwischen Periost und Darmbein kann nicht mehr sicher eingesehen werden, da der Übergang Periost-Darmbein entweder gerätebedingt überstrahlt oder durch Nachverknöcherung nicht getrennt werden kann.

Beide Probleme werden durch folgende Überlegungen behoben: Die Grundlinie ist die Basis und die Kontaktstelle zwischen dem Knochen und dem knorpelig präformierten Pfannendach. Durch gleichmäßige Schallauslöschung an der Corticalis ist der innere Corticalisrand scheinbar zu erkennen. Diese hintere Darmbeinkontur kann aber als Hilfslinie herangezogen werden. Die Grundlinie wird parallel zu diesem scheinbar inneren Corticalisrand durch einen beliebigen

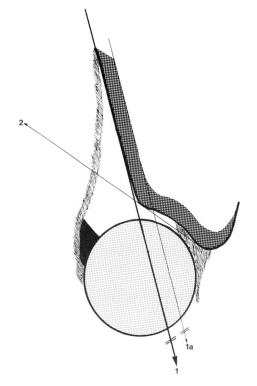

Abb. 7.11 Festlegung der Grundlinie mit Hilfe der hinteren Schallauslöschung.
1   Grundlinie an der Kontaktstelle Knorpel-Knochen
1a Hilfslinie durch die hintere Schallauslöschung
2   Pfannendachlinie

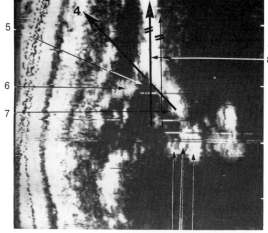

Abb. 7.12 Sonogramm mit eingezeichneter Grund- und Pfannendachlinie. Die Grundlinie mit Hilfslinie durch die hintere Schallauslöschung eingezeichnet.
1   Lig. cap. fem.
2   Gewebe der Fossa acetabuli
3   Os ischiadicum
4   Pfannendachlinie
5   Knorpelerker
6   Labrum acetabulare
7   Gewebe der Fossa acetabuli, durch die Meßlinie abgeschnitten
8   Grundlinie mit Hilfsmittel

Punkt der Knorpel-Knochen-Grenze am äußeren Corticalisrand gelegt. Die Abb. 7.10, 7.11 und 7.12 verdeutlichen das Vorgehen. Es muß aber darauf hingewiesen werden, daß nur jene Meßstrecke herangezogen werden darf, die sich zwischen knöchernem Erker oder seinem Äquivalent und der Kontaktstelle Periost-Darmbein befindet. Keinesfalls darf das über der Kontaktstelle liegende Darmbein als Grundlinie verwendet werden.

Besonders schwierig kann die Festlegung der Grundlinie werden, wenn bei einem Hüfttyp II eine sogenannte Nachverknöcherung eingetreten ist. Wie im vorigen Kapitel erwähnt, wird der craniale Anteil des Pfannendachknorpels aufgebraucht und echogen. Dadurch erscheint der Schnittpunkt von Periost und Darmbein zusehends nach caudal lateral gerückt. Fälschlicherweise wird die Grundlinie manchmal durch jene Stelle gelegt, an der sich das Periost mit der Nachverknöcherung trifft. Dieses Vorgehen ist falsch. Besonders in Fällen mit Nachverknöcherung oder schlecht einsehbaren Kontaktstellen Periost-Darmbein ist es wichtig, vom „hinteren Corticalisrand" auszugehen (Abb. 7.13). Pfannendachlinie und Grundlinie schließen den Knochenwinkel α ein. Dieser ist somit das Maß für die Ausprägung der knöchernen Überdachungsverhältnisse: Mit zunehmender knöcherner Pfannendachausbildung („zunehmend knöcherne Formgebung") wird der Knochenwinkel α größer.

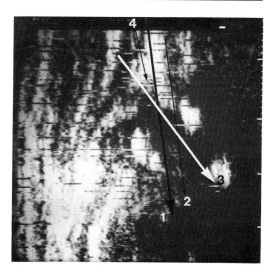

Abb. 7.13 Grundlinienmeßfehler bei Nachverknöcherung.
1 richtig eingezeichnete Grundlinie
2 Hilfslinie durch die hintere Schallauslöschung
3 (weiße Linie) falsch eingezeichnete Grundlinie
  Sie berührt wohl den knöchernen Erker, der proximale Meßpunkt wurde aber fälschlich in die Zone der Nachverknöcherung verlegt (4).

Fehler

1. *Der Schnittpunkt von Grund- und Pfannendachlinie ist nicht immer identisch mit dem Knochenerker.* Es kann nicht genug betont werden, daß *nur* bei Typ-I-Hüften bzw. eckigen und gut konturiertem knöchernen Pfannenerker der Schnittpunkt zufällig gemeinsam ist. Der Meßpunkt bei abgerundetem oder abgeflachtem knöchernem Erker ist dort anzusetzen, wo die Kon-

7.2.4 Ausstellungslinie, Definition und Meßfehler
(Abb. 7.14, 7.15)

Die Ausstellungslinie ist die Verbindungslinie von knöchernem Erker und Labrum acetabulare. Mit der Grundlinie schließt sie den Ausstellungswinkel β ein und charakterisiert dadurch die knorpeligen Verhältnisse des Pfannendaches. Die Bezeichnungen Ausstellungswinkel und Ausstellungslinie kommen von folgender Überlegung:

Das knöcherne Pfannendach ist der feste, belastbare Teil des Überdachungssystems („das feste Ziegeldach"). Die primäre knöcherne Überdachung wird ergänzt durch das markisenähnliche, weiche, verformbare und „ausgestellte" Knorpeldach.

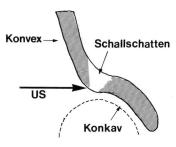

Abb. 7.14 Schematische Zeichnung zum Aufsuchen des Meßpunktes der Ausstellungslinie. Es ist dies der Übergang von Konkavität zu Konvexität und wird durch einen Schallschatten, der mehr oder weniger gut ausgebildet ist, markiert. Die Meßlinie wird an der Pfeilspitze der eingezeichneten Ultraschalleinstrahlung (US) angelegt. Der Schallschatten markiert den Umschlagpunkt der gegensinnigen Krümmungen.

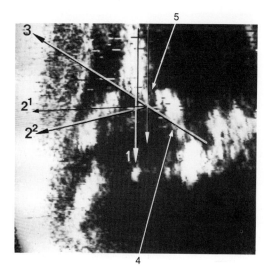

Abb. 7.15 Demonstration des Umschlagpunktes zum Anlegen der Ausstellungslinie.
1 Grundlinie mit Hilfslinie
2^1 Korrekt angelegte Ausstellungslinie am Unterrand des Umschlagpunktes und durch die Mitte des Labrum acetabulare
2^2 Diese Ausstellungslinie ist wohl am Umschlagpunkt korrekt angelegt, zieht aber durch die Spitze des Labrum acetabulare am Unterrand desselben vorbei. Das Anlegen der Meßlinie am Unterrand des Labrum ist nicht zulässig.
3 Pfannendachlinie
4 abgeschnittene Echos d. Fossa acetabuli
5 Schallschatten am Umschlagpunkt

kavität des Acetabulum aufhört bzw. in die Konvexität des abgerundeten Erkers übergeht. Es ist dies der Umschlagpunkt der beiden gegensinnigen Krümmungen (Abb. 7.14). Bei parallel eingestrahlten Schallstrahlen kommt es am Umschlagpunkt zu einer kleinen Schallauslöschung (= Schallschattenbildung) durch den cranialen konvexen Pfannendachschenkel (Abb. 7.14, 7.15). Die Meßlinie wird am lateralsten Punkt der Schallauslöschung am Umschlagpunkt angelegt.

2. *Der zweite Meßpunkt ist das Labrum acetabulare.* Anatomisch richtig müßte die Meßlinie durch die Labrumspitze gelegt werden. Dies kann aber nicht immer dargestellt werden, da sie oft dicht an der Gelenkskapsel anliegt und die Abgrenzung das Auflösungsvermögen des Gerätes übersteigt. Die Meßlinie wird durch die Basis und durch das Hauptecho des Labrum gelegt (Abb. 7.15). Die Basis des Labrum acetabulare ist bei Einhaltung der Definition, die für die Lokalisation des Labrum gilt, jederzeit topographisch festzulegen.

8 Sonographische Reifungsbestimmung mit dem Sonometer

8.1 Sonometer

Arthrographische Hüftgelenksbefunde wurden mit gleichzeitig angefertigten Sonogrammen verglichen. Berücksichtigt wurden das Alter des Patienten, sowie die knöchernen und die knorpeligen Pfannendachverhältnisse bei vollkommen korrekter Projektion. Durch Gegenüberstellung der röntgenologischen Befunde in den einzelnen Altersgruppen mit den entsprechenden Sonogrammen, können diesen α- und β-Werte zugeordnet werden. Die tabellarische Zuordnung der Winkelparameter ergibt aber einen nicht sehr anschaulichen Zustand des jeweiligen Hüftreifungsstadiums (Abb. 8.1). Die Hüften werden starr in drei Stadien eingeteilt. Dies entspricht aber keinesfalls dem gleitenden, fließenden, dynamischen Luxationsvorgang.

Natürlich stehen α-Werte entsprechend ihrer anatomischen Wertigkeit in einem bestimmten Verhältnis zu den β-Werten. Übertragen auf die anatomischen Verhältnisse des Pfannendachs bedeutet dies, daß große α-Werte Ausdruck einer guten knöchernen Überdachung sind. Bei guter knöcherner Überdachung ist das knorpelige Pfannendach klein und drückt sich durch einen kleinen β-Wert aus. Das bedeutet, daß bei steigenden α-Werten die β-Werte kleiner werden und umgekehrt. Wir haben daher die α-Werte in linearer Anordnung den β-Werten in den einzelnen Gruppen gegenübergestellt. Diese graphische Anordnung haben wir „Sonometer" genannt

(Abb. 8.2). Dieser Sonometer wurde in Form eines Rechenschiebers ausgeführt (erhältlich bei IWA-F. Riehle GmbH & Co., Gottlieb-Walter-Straße 6, D-7306 Denkendorf). Durch Einstellung der α- und β-Werte kann durch die Verbindungslinien der beiden Werte die Gruppenzugehörigkeit eingestellt werden. Es resultieren im wesentlichen aus dieser Anordnung drei große Teilbereiche, die am Sonometer ablesbar sind:

a) Auf der rechten Sonometerseite die ausgereifte Hüfte, die als Typ I bezeichnet wird.
b) Am linken Ende des Sonometers stehen die dezentrierten Hüften (Typ IIIa und b, Typ IV).
c) Der mittlere Bereich ist Typ II zugehörig. Dieser beinhaltet die verschiedenen Schweregrade der Verknöcherungsverzögerung.

Durch diese Anordnung der Typen- und Winkeleinteilung kann dem Untersucher die genaue Stellung der Hüftreifung von dezentrierter bis ausgereifter Hüfte vor Augen geführt werden.

	α	β
TYP I	60° u. größer	55° u. kleiner
TYP II	43° – 60°	55° – 77°
TYP III/IV	43° u. kleiner	77° u. größer

Abb. 8.1 Winkeltabelle für Knochenwinkel α und Knorpelwinkel β, den einzelnen Hüfttypen zugeordnet. Der Pfeil gibt die Übergangsform an.

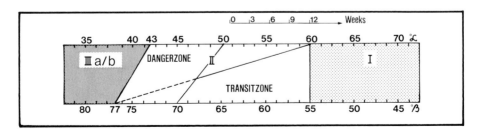

Abb. 8.2 Sonometer: Lineare Anordnung von α und gegenläufige Anordnung von β, Einteilung der Hüfttypen. Rechts Typ I, links dezentrierte Hüften Typ IIIa und IIIb. Die Übergangsform mit hohen Betawinkeln als „Transitzone" eingezeichnet. Die linke Hälfte des Typ II als Gefährdungsbereich (Dangerzone) abgegrenzt. Zeitskala für Neugeborene bei α = 50/51° beginnend. Die 12 Wochengrenze steht dem α-Wert 60° gegenüber.

8.2 Die Feindifferenzierung der Hüfttypen

8.2.1 Typ Ia und Typ Ib (Übergangsform)

Im 3., spätestens im 4. Lebensmonat muß eine ausgereifte Hüfte gefordert werden, d. h., daß zu diesem Zeitpunkt die Hüfte Typ I oder die sogenannte Übergangsform erreicht haben muß, um als ausgereifte Hüfte bewertet zu werden. Diese Hüfte entspricht sowohl klinisch als auch radiologisch in allen Parametern einer normal ausgeformten Hüfte.

Der Unterschied zwischen „klassischem" Typ I (Typ Ia) und (physiologischer) Übergangsform „Typ I b" soll erläutert werden:

Es fiel in unserem Krankengut auf, daß bei Hüften mit korrekter, knöcherner Formgebung ($\alpha =$ 60° und größer) verschiedenartig ausgeprägte Knorpelerker zu finden waren. Einerseits weitübergreifende, spitzzipfelig nach unten ziehende Knorpelerker, die auch kleine β-Winkel ergaben und daher der bisher gehandhabten Typisierung (Typ I) zugehörten, andererseits kurze, breit auf den Hüftkopf aufsitzende Knorpelerker, die große β-Winkel hatten. Wir haben daher ausgereifte Hüften (α-Typ I zugehörig) mit kleinem β-Win-

kel als „klassische" oder reine Typ I (= Typ- Ia)-Hüften bezeichnet. Der kleine β-Wert entspricht dem schmalen, weit übergreifenden Pfannendachknorpel. Ausgereifte Hüften (α-Typ I zugehörig) mit β-Werten, die bereits dem Typ II zugehören, haben wir als sogenannte „Übergangsform" (= Typ Ib) bezeichnet. Dieser Hüfttyp zeichnet sich bei ausgereiften, knöchernen Pfannendachverhältnissen durch einen breit und auf der oberen Hüftkopfkalotte kurz aufsitzenden Pfannendachknorpel aus (Abb. 8.3, 8.4, 8.5).

Es muß ausdrücklich darauf hingewiesen werden, daß nach heutigem Wissenstand sowohl der klassische Typ I (Typ Ia) als auch die sogenannte Übergangsform (Typ Ib) physiologische Varianten einer ausgereiften Hüfte sind. Dies deckt sich auch mit der Erfahrung, daß bei Röntgenübersichtsaufnahmen des Beckens die knöchernen Verhältnisse vollkommen altersgemäß und korrekt sind; arthrographisch bei diesen Hüften aber zwei verschiedene Varianten der knorpeligen Pfannendächer festzustellen sind. Einerseits schmale, weit übergreifende, knorpelige Pfannenerker, andererseits überraschend breit und kurz auf dem Hüftkopf aufsitzende, knorpelig präformierte Pfannendächer.

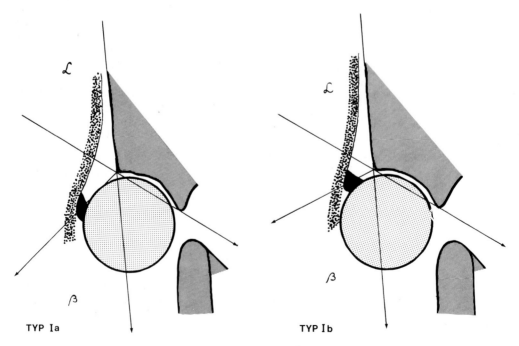

TYP Ia

TYP Ib

Abb. 8.3 Schema zum Vergleich von Typ Ia und Typ Ib (Übergangsform). Bei gleich gut ausgebildetem knöchernem Erker entsprechen kleine β-Winkel dem weit übergreifenden knorpeligen Pfannendach. Große β-Winkel, die mindestens dem Typ II zugehören, signalisieren kurze, breit aufsitzende knorpelige Pfannendächer.

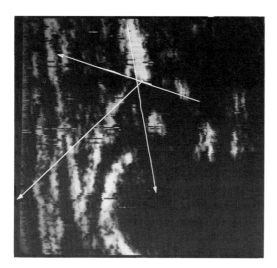

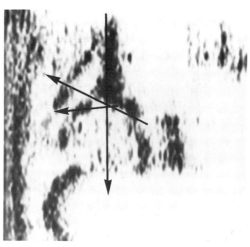

Abb. 8.4 Meßlinien eingezeichnet, $\alpha = 62°$, $\beta = 55°$: Typ Ia. Schmaler weit übergreifender knorpeliger Erker.

Abb. 8.5 Neugeborenenhüfte, $\alpha = 63°$, $\beta = 85°$: Typ Ib. Der Knorpelerker breit aufsitzend, aber übergreifend.

Der Umstand der beiden Extremfälle von verschiedener Knorpelerkerausbildung hat uns zu denken gegeben und uns zu folgender, derzeit nicht beweisbarer Hypothese veranlaßt:

Natürlich verknöchert der knorpelige Erker nach dem Wachstumsende. Betrachtet man beide oben zitierte *Extremfälle*, so resultieren daraus zwei vollkommen verschiedene Pfannendachformen: Einerseits bei schmalen und weit übergreifenden Pfannendächern durch Verknöcherung derselben die tiefen Pfannen, die möglicherweise Ursache für präarthrotische Deformierungen sind. Andererseits bei kurzen, knorpeligen Pfannendächern die sogenannten „kleinen Hüftpfannen", die zwar nie unter den echten Dysplasiebegriff fallen, aber doch womöglich durch mangelhafte Biomechanik in späteren Jahren ebenfalls zu präarthrotischen Deformierungen neigen. Diese Überlegungen sind spekulativ. Sie verdienen unserer Meinung nach, in späteren Jahren nachgeprüft zu werden.

Ungeklärt wäre auch nach dieser Hypothese, wo denn nun eigentlich die vollkommen gesunden Hüften zu finden wären?

8.2.2 Die Neugeborenenhüfte

a) Neugeborenenhüften und Hüften bis zum 3. Lebensmonat muß ein bestimmtes Maß an physiologischer Verknöcherungsverzögerung zuge-

standen werden. Sie sind in ihrer knöchernen Ausbildung physiologischerweise bis zu einem bestimmten Grad, der altersabhängig ist, mangelhaft ausgebildet und besitzen in der Regel breite, knorpelige Erker. Diese Hüften dürfen daher nicht einfach mit dem Begriff „Verknöcherungsverzögerung" bezeichnet werden. Sie würden ungerechtfertigt mit dieser Bezeichnung als pathologisch eingestuft werden. Um ihrer besonderen Stellung gerecht zu werden, wäre der Terminus „physiologische Verknöcherungsverzögerung" richtig. Wir haben diese Hüften nach der sonographischen Typisierung als Hüfttyp IIa bezeichnet (= physiologisch unreife Hüfte).

b) Die unter a) beschriebene physiologische Unreife kann andererseits wieder nicht beliebig toleriert werden. Es wurde festgestellt, daß die Neugeborenenhüfte bei der Geburt ein Mindestmaß an Reife erreicht haben muß (α 50–51°, $\beta = 70°$). Am Sonometer steht der Winkel α von 50–51° gegenüber dem Nullpunkt (= Geburtstermin) auf der Zeitskala (Abb. 8.2). Hat die Neugeborenenhüfte nicht dieses Mindestmaß an Reife erreicht, so wird sie unserer Erfahrung nach unbehandelt unweigerlich schlechter und führt im Extremfall zur Luxation.

Hat die Neugeborenenhüfte nur das Mindestmaß an unbedingt notwendiger Reife erreicht, so muß von ihr gefordert werden, daß sie spätestens im 3.

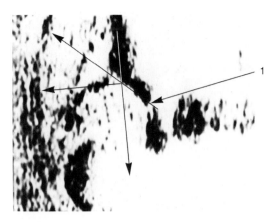

Abb. 8.6 Neugeborenenhüfte: Knöcherner Erker stark abgerundet, Knorpelerker breit, gerade noch übergreifend, $\alpha = 50°$, $\beta = 90°$ (α am Limit, durch den hohen β-Wert Tendenz zum Schlechteren: $\longrightarrow$ Gefährdungsbereich. 1 = Taillierung

Lebensmonat das Standardmaß der Hüftreifung, nämlich Typ I oder die Übergangsform erreicht haben muß (Sonometer: die 12. Woche steht gegenüber dem α-Wert 60°). Wird diese Hüfte in vierwöchigen Abständen sonographisch kontrolliert, so müßte sie sich unter der schlechtesten Annahme der linearen Reifung in ihren α-Werten entsprechend der Zeitskala bessern. Unter diesen Bedingungen wäre eine Behandlung nicht erforderlich. Hinkt sie aber bei der Kontrolle hinter dieser linearen Reifung, die die Mindestforderung darstellt, nach, so befindet sie sich wohl noch in der Typisierung des Hüfttyps IIa (= physiologische Verknöcherungsverzögerung), es kann aber als Feindifferenzierung festgestellt werden, daß sie hinter ihrem Mindestmaß an altersgemäßer Entwicklung bereits in Verzug ist. Sie sollte daher sofort behandelt werden, da unbehandelt wertvolle Zeit vergeht und die Hüfte sonst sicher im dritten Lebensmonat eine manifeste Verknöcherungsverzögerung (= Dysplasie) aufweist.

c) Hat die Neugeborenenhüfte nicht das Mindestmaß an Reife erreicht, sondern befindet sich in der linken Hälfte des Typ II (Typ-II-Gefährdungsbereich), so ist selbst für die Neugeborenenhüfte die knöcherne Formgebung dermaßen schlecht, daß die Gefahr einer Dezentrierung besteht. Diese Hüfte sollte daher sofort behandelt werden (Abb. 8.6). Unserer Erfahrung nach werden alle Hüften, die dem Typ-II-Gefährdungsbereich zuzurechnen sind, unbehandelt schlechter.

8.2.3 Die Verknöcherungsverzögerung (Typ IIb)

Ist die Hüfte nach dem 3. Lebensmonat außerhalb des Gefährdungsbereiches dem Hüfttyp II zuzurechnen, so wird sie als TypII b bezeichnet. Für diese Hüfte ist die Bezeichnung „Verknöcherungsverzögerung" zutreffend. Typ-II-b-Hüften erfordern als therapeutische Konsequenz: Kontrolle, wenn nicht sofortige Therapie.

Dies ist folgendermaßen zu interpretieren:

Hat eine Hüfte bei einem gerade drei Monate alten Säugling den Hüfttyp I gerade noch nicht erreicht sondern steht in ihren α-Werten bei 58° knapp davor, so kann man im Übergangsbereich bis zum 4. Lebensmonat der physiologischen Reifungs- und Variationsbreite Rechnung tragen. Diese Hüfte hat zwar gerade das Reifungslimit nicht erreicht, wird es aber wahrscheinlich demnächst erreichen (Kontrolle !). Möglicherweise ist diese geringgradige II-b-Hüfte bei der nächsten Kontrolle in vier Wochen eine ausgereifte Hüfte. Ein sofortiges therapeutisches Einschreiten ist wegen der Möglichkeit der kurzfristigen sonographischen Nachkontrolle nicht erforderlich. Diesem Säugling konnte man eine Behandlung ersparen. Besteht aber eine erhebliche Reifungsverzögerung im 3. Lebensmonat, zusätzlich vielleicht noch andere Negativfaktoren, wie Dysplasieanamnese in der Familie, Schräglagedeformität, Beckenendlage usw., so wird der Untersucher den sicheren Weg der sofortigen Therapie gehen und eventuell bei der Kontrolle in vier Wochen, wenn Hüfttyp I erreicht ist, die Therapie wieder abbrechen.

Besteht nach dem 4. Lebensmonat ein Hüfttyp II (= Dysplasie), so sollte diese Verknöcherungsverzögerung (Typ IIb) im Sinne der Reifungsdissoziation sofort behandelt werden, um nicht kostbare Zeit mit Zuwarten zu vergeuden.

8.2.4 Typ-II-Gefährdungsbereich und Hüfte „am Dezentrieren"

Zwischen Typ-II-b-Hüften und Typ-II-Gefährdungsbereichshüften ist nur noch ein gradueller Unterschied. Hüften im Gefährdungsbereich sind knöchern so schlecht ausgeformt, daß unbehandelt eine Dezentrierung wahrscheinlich ist und diese Hüften sofort unabhängig von ihrem Alter behandelt werden müssen. Ist der α-Wert dem Gefährdungsbereich zuzurechnen, der Winkel β aber schon im Dezentrierungsbereich, so wird die Hüfte entsprechend dem pathodynami-

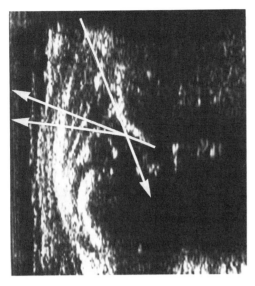

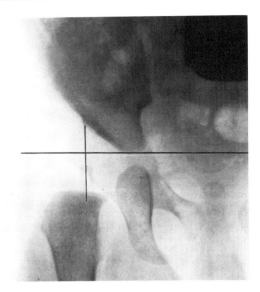

Abb. 8.7 4 Monate alt, rechte Hüfte, Knochenerker flach, Knorpelerker ist breit, erscheint auch bereits etwas nach cranial abgedrängt.
α = 45°
β = 130°
Hüfte am Dezentrieren.

Abb. 8.8 Röntgen zu 8.7. Schwere Dysplasie, Hüftkopfkern angedeutet, in leichter Subluxationsstellung.

schen Gleitprozeß als „am Dezentrieren" klassifiziert (Abb. 8.7, 8.8).

8.2.5 Dezentrierte Hüften

Dezentrierte Hüften sind hinsichtlich ihrer Unterteilung in Typ IIIa und b ebenfalls verschieden zu beurteilen. Kommt man bei geringgradigen Typ-III-a-Hüften mit Spreizbehandlung vielleicht noch aus, so muß die Hüfte mit bereits histologisch umgebautem Pfannendach (Typ III b) möglichst intensiv durch Pfannendachentlastung behandelt werden. Bei dieser Behandlung muß sowohl die histologische Transformation als auch die Deformierung des Knorpelerkers rückgängig gemacht werden.

Keinesfalls geht die Typisierung Typ IIIa und b konkordant mit der Höhe und dem Grad der Dislokation. Das bedeutet, daß eine III-b-Hüfte nicht zwangsweise unbedingt eine sogenannte hohe Luxation haben muß. Im Gegenteil, es gibt durchaus Hüftköpfe, die weit nach cranial disloziert sind und das knorpelige Pfannendach mit auf ihren Weg nach cranial genommen haben. Die Form des Knorpelerkers ist zwar verbreitert und deformiert, die histologische Struktur ist aber immer noch normal und entspricht der des Schalloches. Dem gegenüber stehen Typ-III-b-

Hüften, die oft nur einen geringen Dislokationsgrad aufweisen, deren knorpeliges Pfannendach aber dermaßen unter Druck gesetzt wurde, daß bereits die histologische Transformierung sonographisch nachweisbar ist (Abb. 8.9, 8.10).

Die Typ-III-a-Hüfte durchläuft auch nicht auf ihrem Weg zur IV-Hüfte bei Verschlechterung zwangsläufig das Stadium der Typ-III-b-Hüfte. Es kann nicht eindringlich genug darauf hingewiesen werden, daß Typ-III-b-Hüften mit ihren echogenen Knorpelerkern einer besonders schwerwiegenden Form einer dislozierten Hüfte entsprechen. Das Unterscheidungsmerkmal ist nicht der Grad der Dislokation, sondern einzig der histologische Umbau des knorpeligen Pfannendaches. Das Beispiel der Abb. 8.9, 8.10 zeigt deutlich, daß der histologische Umbau unabhängig vom Grad der Dislokation ist. In Abb. 8.11, 8.12 ist die Dislokation erheblich. Am Sonogramm ist die sonographische Struktur des knorpeligen Pfannendachs noch größtenteils normal, obwohl auch hier die Dislokation erheblich und das Acetabulum nicht mehr einsehbar ist.

Werden Typ-III-b-Hüften behandelt, so ist als erster Behandlungserfolg eine Wiederherstellung der sonographisch echoarmen Struktur des Knorpeldaches zu erkennen. Das typische Schalloch des Knorpeldaches ist wieder vorhanden. Meist

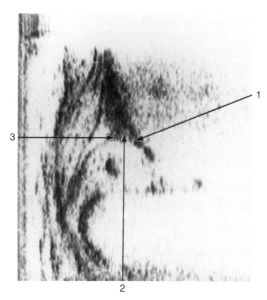

Abb. 8.9 4 Monate alt, rechte Hüfte. Knöcherner Erker (1) flach, Knorpeldach breit, verdrängt, strukturdicht (2), Typ IIIb.
3 Labrum acetabulare

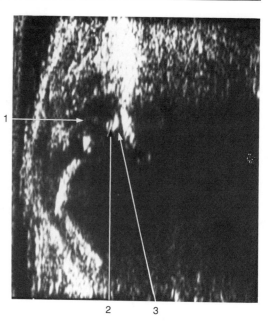

Abb. 8.11 5 Monate alt, rechte Hüfte. Der Hüftkopf hat gerade noch medial einen Pfannendachknorpelrest (3) und steht sehr hoch. Die Hüfte ist bereits am Übergang von Typ IIIa zu Typ IV.
1 Gelenkskapsel
2 Labrum acetabulare

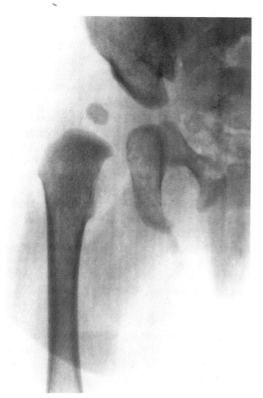

Abb. 8.10 Röntgen zu Abb. 8.9. Nur geringe Dislokation, obwohl sonographisch bereits erhebliche Strukturstörungen im Knorpeldach zu finden sind.

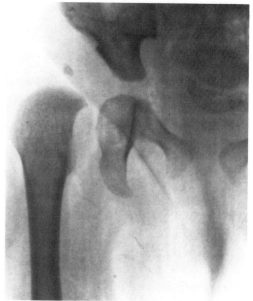

Abb. 8.12 Röntgen zu Abb. 8.11

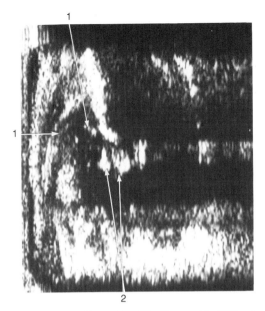

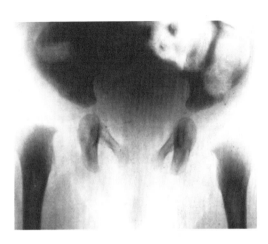

Abb. 8.13 11 Tage alter Säugling, rechte Hüfte. An der oberen Circumferenz des Hüftkopfes kein Pfannendachknorpel mehr sichtbar, Typ IV.
1 Gelenkskapsel
2 Gewebe der Fossa acetabuli deutlich verbreitert

Abb. 8.14 Röntgen zu Abb. 8.13, rechte Hüfte, luxiert.

steht aber noch das Knorpeldach hochgedrängt. Unter Behandlung geht der Hüfttyp IIIb zuerst in Typ a über. Es bildet sich offensichtlich zuerst die Strukturstörung zurück. Erst wenn dies geschehen ist, bekommt das noch nach cranial verdrängte Pfannendach durch weitere pfannendachentlastende Maßnahmen seine ursprüngliche korrekte Form wieder (Abb. 14.35, 14.36, 14.37).

Die Typ-IV-Hüfte zeichnet sich dadurch aus, daß an der oberen Zirkumferenz des Hüftkopfes nur mehr der den Hüftkopf umhüllende Kapselstreifen sichtbar ist. Das Labrum und der Knorpelerker wurden nach mediocaudal in Richtung Urpfanne abgedrängt und sind nicht mehr sichtbar. Da die Bezugspunkte nun fehlen, können Typ-IV-Hüften auch nicht ausgemessen werden (Abb. 8.13, 8.14).

8.3 Wertigkeit der Winkel α und β

Da der Winkel α das Maß für die knöchernen Verhältnisse ist, kommt diesem Winkel als Ausdruck des festen, ausgeformten und belastbaren Pfannendaches eine größere Bedeutung zu. Nach heutigem Wissensstand ist bei einem α-Winkel von 60° und größer die Pfanne soweit durch den

formativen Reiz des Hüftkopfs ausgebildet, daß keine Verschlechterung der Überdachung mit zunehmendem Alter zu erwarten ist. Als einzige Ausnahme von dieser Regel ist die Verschlechterung der Pfannendachverhältnisse bei gestörtem neuromuskulärem Gleichgewicht zu nennen. Dieser Umstand ist nichts Neues, ist doch seit langem bekannt, daß es bei spastischen Diplegien durch die gestörte Biomechanik im Bereiche der Hüfte zur Verschlechterung der Hüftgelenkssituation im Sinne von Subluxationen kommt.

Primär wird der α-Wert aufgrund seiner höheren Wertigkeit bestimmt und am Sonometer eingestellt. Der Winkel β engt den Stand der Hüftreifung als Feindifferenzierung zusätzlich ein. Wie wir festgestellt haben, können bei gut ausgeprägten Knochenwinkeln (α = 60° und größer) Zugeständnisse an die Größe des knorpeligen Erkers gemacht werden (Übergangsform !). Dies trifft aber nur für die Typ-I-Hüften zu. Im Gegensatz dazu stehen Hüften, die dem Typ II zugehören und gleiche α-Werte aufweisen. Diese sind hinsichtlich verschiedener β-Werte different zu beurteilen. Bei gleichen α-Werten ist die Hüfte mit höherem β-Wert in ihrer weiteren Entwicklung schlechter zu beurteilen. Sie hat die kleinere Gesamtüberdachung (Abb. 8.15).

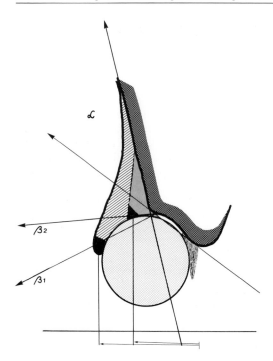

Abb. 8.15 Demonstration der Überdachungsverhältnisse. Bei gleichen α-Werten ist die Hüfte mit kleinem β-Wert (β 1) besser überdacht als mit großem β-Wert (β 2).

Eine Hüfte mit den Werten $\alpha = 55°$, $\beta = 65°$, ist besser zu beurteilen als eine Hüfte $\alpha = 55°$, $\beta = 90°$. Im letzteren Fall ist diese Hüfte mit ihrem α-Wert noch dem Typ II zuzurechnen. Der hohe β-Wert führt zur Einstufung:

Typ-II-Hüfte mit Tendenz zum Schlechteren

Der hohe β-Wert zeigt einen kurzen, kalottenförmig aufsitzenden, knorpeligen Pfannenerker an. Aufgrund des α-Wertes von 55° bleibt die Hüfte zwar im Typ II-Bereich, die Gesamtüberdachung des Hüftkopfes ist aber gegenüber einem β-Wert mit 65°, der Ausdruck eines weitübergreifenden Knorpelerkers ist, schlechter (ein weiteres Beispiel zeigt Abb. 8.6).

Eine Hüfte $\alpha = 50°$, $\beta = 75°$ steht mit α im Grenzbereich. Die Feindifferenzierung liefert der β-Wert mit 75°. Aufgrund des hohen β-Wertes („Tendenz zum Schlechteren") rückt diese Hüfte in ihrer Gesamtheit bereits in den Gefährdungsbereich. Eine Hüfte mit den Werten $\alpha = 40°$, $\beta = 90°$ ist als sicher dezentriert anzusehen.

Da die Hüftreifung ein fließender Prozeß ist, mit von uns theoretisch festgesetzten Winkelgrenzen, kann eine Hüfte durchaus $\alpha = 45°$, $\beta = 90°$ besitzen. Diese Hüfte steht mit dem α-Wert noch im Gefährdungsbereich, mit dem β-Wert aber bereits im Dezentrierungsbereich. Gemäß dem α-Wert wäre diese Hüfte als gefährdet zu betrachten. Durch den hohen β-Wert bekommt sie eine schlechtere Beurteilung. Wie wir bereits ausgeführt haben, sind Hüften, die mit α im Gefährdungsbereich, mit β aber bereits dem Dezentrierungsbereich zuzurechnen sind, als Hüften *„am Dezentrieren"* zu bezeichnen. Therapeutisch ergeben sich zur benachbarten Gruppe des Dezentrierungsbereiches keine Differenzen, da sowohl Hüften im Gefährdungsbereich als auch Hüften im anliegenden Dezentrierungsbereich eine absolute Behandlungsindikation darstellen.

9 Praktisches Vorgehen bei schwierigen Fällen

9.1 Die Standardsituation
(Abb. 9.1a–c, Skizze und Sonogramm)

Die Praxis zeigt, daß in manchen schwierigen und hochpathologischen Fällen der ungeübte Untersucher Orientierungsschwierigkeiten am Sonogramm hat. Meist sind leider in diesen Fällen auch die dokumentierten Bilder qualitativ minderwertig, so daß die wichtigen Bezugspunkte am Pfannendach schwer identifiziert werden können.

Wir möchten daher auf einige Tips und Tricks hinweisen, die Fehler und Fehldiagnosen bei der Interpretation der Hüftsonogramme vermeiden helfen. Erfahrungsgemäß werden in schwierigen Fällen die Fehler durch fehlerhafte Identifizierung anatomischer Strukturen am Sonogramm verursacht. Es ist daher unbedingt notwendig, systematisch vorzugehen:

Die Leitstruktur ist die stark echogene Knorpel-Knochen-Grenze am Schenkelhals. Sie erleichtert das Aufsuchen des Schalloches, das dem hyalinen Hüftkopf entspricht. Unter Berücksichtigung der Tatsache, daß der Hüftkopf im Sonogramm nach lateral durch die Gelenkskapsel begrenzt ist, ist der erste Bezugspunkt, der für die Erkerdiagnostik benötigt wird, immer das Labrum acetabulare. Die Echoverdichtung, die dem Labrum acetabulare entspricht, kann natürlich immer nur an der Gelenkskapsel innen anliegen. An das Labrum acetabulare, nach medial anschließend, muß das knorpelige Pfannendach kommen. Auch wenn schwere Deformierungen des Pfannendaches vorliegen, liegt es doch immer an der Zirkumferenz des Hüftkopfes.

An das knorpelige Pfannendach nach medial anschließend kommt der knöcherne Erker. Noch weiter medial-caudal schließt sich der Unterrand des Os ilium an. Es empfiehlt sich daher bei schwierigen Fällen, immer von lateral her kommend der Gelenkskapsel entlang die anatomische Identifizierung durchzuführen.

Das Stichwort für die Standardsituation von lateral her lautet daher:

1. Labrum
2. Knorpel
3. Knochen.

In schwierigen Fällen soll keinesfalls die anatomische Identifizierung vom Knochenerker ausgehend erfolgen, sondern von lateral her über Gelenkskapsel-Labrum-Knorpeldach und knöchernem Erker. Nicht genug kann betont werden, daß die Begrenzung des Hüftkopfes sonographisch nicht durch die Oberfläche des Hüftkopfes selbst erfolgt, sondern durch die Echogenität des umhüllenden Kapselstreifens.

Als einfacher Trick hat es sich bewährt, auf den Hüftkopf die Daumenkuppe zu legen und die Begrenzung des Hüftkopfes mit der Daumenkuppe lateral und cranial-medial zu simulieren. An der Zirkumferenz muß nun die Standardsituation, ganz gleich, in welchem pathologischen Stadium sich die Hüfte befindet, durch die Identifizierung von Labrum acetabulare-Knorpeldach und knöchernem Erker gefunden werden.

Fehldiagnosen und falsch eingezeichnete Meßlinien gehen immer zu Lasten der falschen anatomischen Identifizierung. Simuliert man bereits die Rundung des Hüftkopfes mit Daumen oder Fingernagel, so können meist die Überdachungsverhältnisse auch von Ungeübten leichter abgeschätzt werden. Es kann die Frage geklärt werden, wie weit der Hüftkopf knöchern überdacht ist, d. h. ob der knorpelige Hüftkopf nur in seinem medialen Drittel, oder zur Hälfte oder sogar zu ⅔ knöchern überdacht ist. Das Nachziehen der Rundung des hyalinen Hüftkopfes erleichtert auch wesentlich das Aufsuchen des knöchernen Erkers, auch wenn bei hochpathologischen Fällen die knöcherne Formgebung nahezu eine schiefe Ebene ist. Der Übergang von Konkavität zu Konvexität als Erkeräquivalent gelingt dadurch wesentlich besser.

Schwierigkeiten bei der anatomischen Identifizierung rufen immer wieder Typ-III-b-Hüften hervor (Abb. 9.1c) Skizze und Sonogramm). Durch die Echogenität des Knorpeldaches kann in ungünstigen Fällen das ebenfalls echogene Labrum und der knorpelige Erker nicht oder nur schwer differenziert werden. Fälschlich wird in diesen Fällen das peripher-lateral liegende Labrum als Knochenerker angesprochen. Würde dies zutreffen, müßte noch weiter peripher-lateral an der Hüftkopfzirkumferenz das Schalloch des hyali-

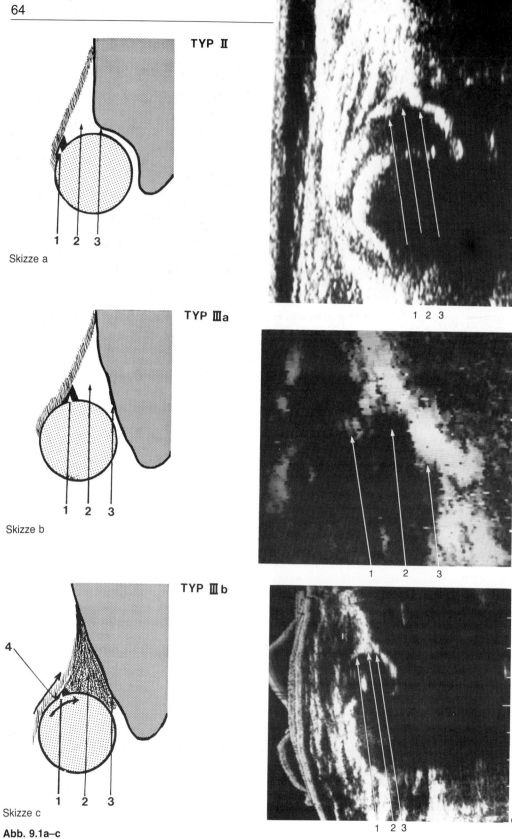

TYP II

Skizze a

TYP IIIa

Skizze b

TYP IIIb

4

1   2   3

Skizze c

Abb. 9.1a–c

1 2 3   a

1   2   3   b

1 2 3   c

nen Knorpelerkers mit dem peripher davon liegenden Labrum kommen. Diese Strukturen würden aber bei dieser nahezu klassischen Fehlinterpretation fehlen. Bei strenger Beachtung der
Standardsituation

1. Labrum
2. Knorpel
4. Knochen

kann dieser Fehler nicht passieren.

9.2 Der Flüssigkeitsfilm

In den meisten Fällen liegt der Hüftkopf dem
knorpeligen Pfannendach dermaßen dicht an,
daß der schmale Gelenksspalt sonographisch
nicht dargestellt werden kann. Bedingt durch die
physiologischen Inkongruenzen bei Bewegun-
gen, kann es durch die elastische Federung zu
einer kleinen Dehiszenz im Bereiche des Ge-
lenksspalts kommen, der durch die Gelenksflüs-
sigkeit ausgefüllt wird. Dies genügt manchmal
bereits, um den Gelenksspalt auch im Sonogramm sichtbar zu machen (Abb. 9.2). In diesen
Fällen kann der hyaline Hüftkopf von seiner
hyalinen Überdachung sonographisch getrennt
werden, so daß die gesamte obere Zirkumferenz
des Hüftkopfes dargestellt werden kann.

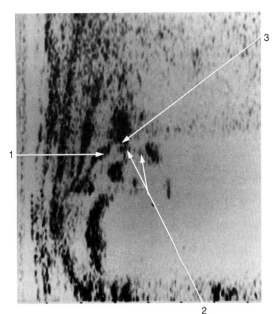

Abb. 9.2 Flüssigkeitsfilm. Trennlinie zwischen Hüft-
kopfknorpel und Pfannendachknorpel (Gelenkspalt).
1 Labrum
2 Gelenkspalt
3 Knöcherner Erker

◀ **Abb. 9.1a–c** Standardsituation, Skizze a, b, c zu Ultraschallbild 9.1a, b, c.
Bei Identifizierung der anatomischen Strukturen von lateral erfolgt die Identifizierung immer in derselben
Reihenfolge:
1 Labrum acetabulare
2 Knorpel
3 Knochen
Auch bei hochpathologischen Fällen behält das Labrum acetabulare seinen Kontakt mit dem Hüftkopf (Ausnahme
Typ IV). Besonders bei Typ IIIb ist die Lokalisierung des Labrums schwierig. Es ist immer an jenem peripheren
Punkt, an dem sich Gelenkskapsel und Hüftkopfkontur trennen (Abb. c).
1 Labrum
2 Pfannenknorpel
3 Umschlagpunkt (knöcherner Erker)
4 Trennpunkt der Gelenkskapsel von der Hüftkopfkontur

10 Die dynamische Untersuchung

Durch die modernen Realtime-Verfahren ist es möglich, Bewegungsabläufe im Innern des Körpers darzustellen. Diese Vorzüge, die in der inneren Medizin bei der Echocardiographie oder in der Gynäkologie zur Beobachtung der Kindesbewegungen schon längst genutzt werden, können auch bei der Säuglingshüfte ausgeschöpft werden. Mit einiger Übung kann die Bewegung des Hüftkopfes im Acetabulum am Monitor verfolgt werden.

Der Säugling wird wie üblich in der Haltevorrichtung seitlich gelagert. Der Transducer wird lege artis aufgesetzt und die Hüfte sonographisch dargestellt. Wird nun das zu untersuchende Beinchen bewegt, so kann die Bewegung des Hüftkopfes im Acetabulum verfolgt werden. Im wesentlichen sind für die dynamische Hüftgelenksuntersuchung das Phänomen der elastischen Federung und das Instabilitätszeichen von Bedeutung.

10.1 Die elastische Federung

Auch bei vollkommen ausgereiften Hüften kann bei Bewegung des coxalen Femurendes ein leichtes Hochfedern des Labrum acetabulare mit dem oft nur klein darstellbaren knorpeligen Erker beobachtet werden. Dieses Hochfedern ist ein Anpassungsvorgang und Ausdruck physiologischer Inkongruenzen der gelenksbildenden Anteile, die durch die akzessorischen Gelenksanteile der Pfanne ausgeglichen werden. Selbstverständlich kann die Position des Hüftkopfes bei Ad- und leichter Abduktion mitbeurteilt werden.

10.2 Das Instabilitätszeichen

Die klinische Stabilitätsprüfung als Grundelement jeglicher klinischer Untersuchung der Säuglingshüfte ist abhängig von den anatomischen Gegebenheiten der Hüfte, aber auch von der Erfahrung des Untersuchers und nicht zuletzt vom Muskeltonus. Eine korrekte Instabilitätsprüfung wäre eigentlich nur nach Ausschaltung des Muskeltonus in Narkose möglich. Ansonsten kann durch den unruhigen, teilweise kräftig strampelnden Säugling eine Instabilität der Hüfte klinisch übersehen werden.

Bei der sonographischen Überprüfung der Stabilität gehen wir folgendermaßen vor: Nach üblicher Lagerung und Applikation des Schallkopfs wird die Hüfte dargestellt. Während der Schallkopf nun als Punktum-Fixum seine Stellung nicht verändert, übt der Untersucher mit der anderen Hand einen Druck auf das Beinchen in cranialdorsaler Richtung aus. Leichte Adduktionsstellung macht die Instabilität, wenn vorhanden, noch eindrucksvoller. Bei sonographisch instabilen Hüften tritt der Hüftkopf unter Mitnahme des Labrum acetabulare höher. Wird der Druck vom Hüftkopf weggenommen, so federt dieser wieder in seine Ausgangsposition zurück. Das Hochdrängen des Hüftkopfes kann sonographisch auch bei hochgradigen Reifungsmängeln der Hüfte bereits gesehen werden, wenn der Säugling das Beinchen spontan anzieht. Durch den Adduktorenzug wird der Hüftkopf nach cranial gedrängt.

Besonders in Grenzbereichen kann die dynamische Stabilitätsuntersuchung dem Behandler wertvolle Hinweise geben. Manche Hüften, die im *Gefährdungsbereich* oder *„am Dezentrieren"* sind, lassen sich bei zusätzlichem Druck auf den Femurkopf, unter Mitnahme des weichen, verformbaren Pfannendaches, nach cranial abdrängen und so in das Dezentrierungsstadium überführen. Ein auf diese Weise dokumentierter Untersuchungsvorgang einer instabilen Hüfte ist natürlich wesentlich sensibler als jegliche klinische Untersuchung (Abb. 10.1a, b, c).

Es muß zwischen klinisch instabiler Hüfte und sonographisch instabiler Hüfte differenziert werden. Sonographisch instabile Hüften liegen in ihrer Ausgangsposition im Gefährdungsbereich, am Dezentrieren oder sind bereits dezentriert und werden bei der dynamischen Untersuchung noch weiter disloziert. Meist sind diese Befunde klinisch noch nicht faßbar.

10.3 Das Ortolaniphänomen

Begreiflicherweise erhebt sich die Frage des sonographischen Äquivalents beim Ortolani-Phänomen. Die anatomischen Grundlagen des Roser-Ortolani-Zeichens sind von *Ortolani* (1937,

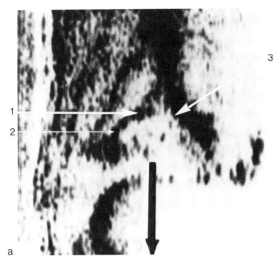

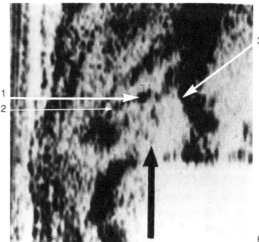

Abb. 10.1a, b, c Instabile Hüfte rechts. Der Pfeil gibt die Zug- bzw. Druckrichtung auf das coxale Femurende an.
1 labrum acetabulare
2 Gelenkskapsel
3 Umschlagpunkt
a) Dynamische Untersuchung: Zug auf das coxale Femurende. Die Hüfte ist mit $\alpha = 40$, $\beta = 85$ dezentriert (Typ IIIa).
b) Hüftdynamische Untersuchung und Druck nach cranial. Der Hüftkopf läßt sich deutlich aus dem Acetabulum herausdrängen, das Labrum acetabulum wird nach cranial verschoben.
c) Röntgenbild zu a), b), rechte Hüfte subluxiert.

1951, 1978), *Stanisavljevic* (1964, 1982) und von *Dörr* (1968) beschrieben worden. Bei Kindern mit Ortolani-Phänomen fanden sich an Sektionspräparaten bereits andeutungsweise Verformungen des knorpeligen Pfannenerkers nach dorsalcranial durch den von unten nach dorsal-cranial drängenden Hüftkopf. Am Übergang zwischen dem bereits etwas verdrängten Limbus zur Urpfanne bildet sich eine winzige Leiste aus, die *Ortolani* als Neolimbus bezeichnet hat.

Seiner Meinung nach kommt das Schnappen durch das Hin- und Hergleiten des Kopfes über diesem Neolimbus zustande. Nach *Stanisavljevic* ist eine beginnende Sekundärpfannenbildung nicht immer nachweisbar. Das Ortolani-Zeichen wurde von *Tönnis* et al. (1984), *Schwetlick* (1976) und *Peic̆* (1975) arthrographisch überprüft.

Definition des Ortolani-Zeichens nach Tönnis

Das Roser-Ortolani-Zeichen ist ein Schnappgeräusch, das in den ersten Lebenstagen und Wo-

chen entsteht, wenn sich bei einem instabilen Gelenk der Hüftkopf durch Druck und Adduktion lateralisieren läßt und dann bei Abspreizung hör- und fühlbar wieder in das Zentrum der Hüftpfanne zurückspringt.

Tönnis weist auf die Trennung zwischen Roser-Ortolani-Zeichen und dem Ausrenkphänomen hin. Beim Roser-Ortolani-Zeichen kehrt der Hüftkopf – seiner Meinung nach – durch den Kapsel- und Bandzug wieder elastisch in die Pfanne zurück. Er läßt sich auch durch Druck und Adduktion dorsal-lateral verlagern. Beim Ausrenkphänomen bleibt der Hüftkopf in luxierter Stellung.

Bei Fällen mit klinischem Ortolani-Zeichen konnten wir bei der sonographischen Untersuchung folgendes feststellen:

1. Es waren durchwegs Hüften, die eine hochgradige, mangelnde, knöcherne Formgebung aufwiesen und einen breiten, knorpeligen Erker

besaßen. Es waren dies Hüften, die am Sonometer mindestens im Gefährdungsbereich oder am Dezentrieren waren. Vom sonographischen Standpunkt aus waren es daher hochgradig unreife Hüften, die auf jeden Fall zu therapieren waren.

2. Wurden diese Hüften dynamisch untersucht, d. h. ein Druck von caudal nach cranial ausgeübt, so wurden diese Hüften eindeutige III-a-Hüften. Der Hüftkopf wurde aus seiner ursprünglichen Stellung – unter Mitnahme des knorpeligen Pfannendachs – nach oben gedrängt. Diese sonographische Instabilität konnten wir allerdings, wie schon erwähnt, auch bei hochgradig unreifen Hüften im Gefährdungsbereich ohne sicher nachweisbares Ortolani Zeichen diagnostizieren.

Wir müssen daher fordern, daß bei allen Hüften, die sonographisch mindestens dem Typ-II-Gefährdungsbereich angehören, die sonographische Stabilitätskontrolle durchgeführt und dokumentiert werden muß.

11 Die Beurteilung der Hüftsonogramme

Die Verwendung einheitlicher Termini ist zur Beschreibung der sonographischen Hüftgelenksbefunde unbedingt notwendig. Eine exakte Befundung muß folgende Punkte enthalten:

1. **Alter des Patienten,**
2. **descriptive Beschreibung** des Befundes,
3. **Winkelangabe,**
4. **Typ,**
5. **therapeutische Konsequenz.**

ad 1: Alter des Patienten

Die Altersangabe sollte dem Befund unbedingt vorangestellt werden. Sie engt automatisch die Möglichkeit der in Frage kommenden Hüfttypen ein. Eine vier Monate alte Hüfte kann nicht als Typ IIa klassifiziert werden. Die Typ-II-a-Hüfte ist eine physiologisch unreife Hüfte unter dem 3. Lebensmonat und kann daher bei einem vier Monate alten Säugling nicht mehr in Betracht gezogen werden.

ad 2: Descriptive Beschreibung des Befundes

Es werden prinzipiell die knöchernen und die knorpeligen Verhältnisse des Pfannendaches getrennt beschrieben. Der knöcherne Erker kann durch die Begriffe

1. eckig
2. rund
3. flach

hinreichend beschrieben werden. Der eckige, knöcherne Erker entspricht in der Regel einer guten knöchernen Formgebung und ist meist kombiniert mit Typ I. Der runde bis flache knöcherne Erker signalisiert eine mangelhafte knöcherne Formgebung und ist den Typ-II-Hüften zugeordnet. Der Begriff knöcherner Erker „flach" beschreibt die knöcherne Formgebung praktisch als schiefe Ebene und tritt hauptsächlich bei Typ-III-Hüften auf.

Die Beschreibung des knorpeligen Erkers erfolgt hinsichtlich seiner Form und Struktur (Abb. 11.1). Der knorpelige Erker kann sein:

1. *Schmal, spitzzipfelig übergreifend.* Diese Knorpelform tritt beim Hüfttyp I auf.

2. *Verbreitert, übergreifend.* Der verbreitert, aber noch übergreifende Knorpel tritt bei gerundeten, knöchernen Erkern auf, sichert die Ge-

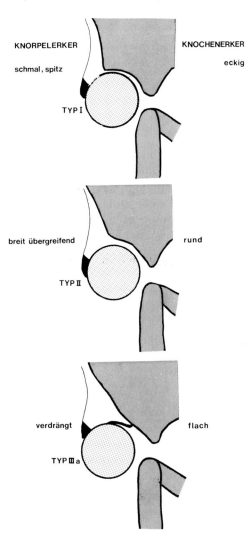

Abb.11.1 Schema der Termini für die Beschreibung der Knochen- und Knorpelerker.

Knochenerker:		Knorpelerker:
eckig	–	schmal spitz
rund	–	breit übergreifend
		⎫ ohne
		⎬ Strukturstörung
flach	–	verdrängt ⎭ mit Strukturstörung

samtüberdachung und ist daher mit dem Typ II kombiniert.

3. *Verbreitert, verdrängt.* Wird der Begriff *verdrängt* verwendet, legt man sich damit automatisch auf eine Typ-III-Hüfte fest. Ist die histologische Struktur normal, d. h. das Schalloch noch vorhanden, wird die Hüfte als Typ IIIa klassifiziert. Ist bereits eine Echogenität im Pfannendachknorpel feststellbar, liegt eine Typ-III-b-Hüfte vor.

Die einzelnen Begriffe des knorpeligen und knöchernen Pfannendaches sind den einzelnen Typen zugeordnet. Es kann daher bei getrennter Beschreibung der knöchernen und knorpeligen Pfannendachverhältnisse durch die Kombination der einzelnen Begriffe direkt der entsprechende Hüfttyp abgeleitet werden, d. h. ein eckiger, knöcherner Erker besitzt einen schmalen, übergreifenden Knorpelerker (Typ Ia) oder bestenfalls einen etwas verbreiterten, knorpeligen, aber noch übergreifenden Erker und entspricht so der Übergangsform (Typ Ib).

Typ-II-Hüften haben zwar einen runden bis flachen, knöchernen Erker, der durch den verbreiterten, knorpeligen Erker kompensiert wird. In Grenzfällen ist der knöcherne Erker wohl flach, der knorpelige Erker muß aber noch nicht unbe-

dingt verdrängt sein (Gefährdungsbereich!). Wird der Begriff „verdrängt" benützt, ist automatisch eine Typ-III-Hüfte gemeint. Bei exaktem Gebrauch dieser Begriffe können Fehldiagnosen vermieden werden (Abb. 11.1). Es ist z. B. nicht möglich, den knöchernen Erker als eckig und gut ausgeprägt zu definieren, bei der gleichen Hüfte aber den knorpeligen Erker als breit und verdrängt zu beschreiben. Die gleichzeitige Benützung dieser Begriffe ist widersprüchlich!

Im großen und ganzen ist diese Terminologie zur Feindifferenzierung ausreichend. Wir möchten aber auf einen wichtigen Punkt besonders hinweisen: Zu unterscheiden ist *„knöcherne Formgebung"* und *„Erkerkonturierung"*.

Es kann eine gute Erkerkonturierung (knöcherner Erker „eckig") vorliegen, die knöcherne Formgebung aber trotzdem mangelhaft sein (α unter 60°).

Bei einer exakten Beurteilung müßte diesem Umstand Rechnung getragen werden.

Befundbeispiel (Abb. 11.2)

4 Wochen alter Säugling, rechte Hüfte, knöcherner Erker gut konturiert, bei mangelnder knöcherner Formgebung.

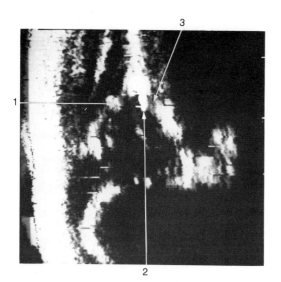

3

1

2

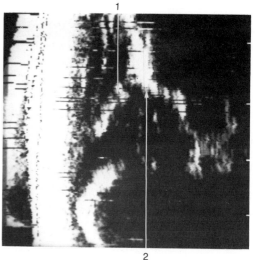

1

2

Abb. 11.2 Patient Z. R., 4 Wochen, rechte Hüfte: Relativ gut konturierter knöcherner Erker bei hochgradig mangelhafter knöcherner Formgebung, der knorpelige Erker breit, etwas nach cranial verdrängt, α 45, β 110. Hüfte am Dezentrieren.
1 Labrum
2 knöcherner Erker
3 Schallauslöschung

Abb. 11.3 Derselbe Patient, linke Hüfte: Etwas abgerundeter knöcherner Erker bei ausreichend knöcherner Formgebung, der knorpelige Erker übergreifend, von normaler Struktur, $\alpha = 55°$, $\beta = 80°$, Typ IIa.
1 Labrum
2 knöcherner Erker

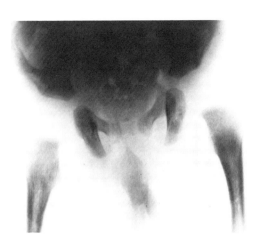

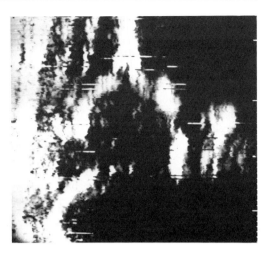

Abb. 11.4 Röntgen zu 11.2 und 11.3. Auf der verdrehten und verkippten Aufnahme kein sicher pathologischer Befund erhebbar (klinisch bestand eine Abspreizhemmung, rechts).

Abb. 11.5 Derselbe Patient wie in 11.2 und 11.3, rechte Hüfte mit 8 Wochen nach 4wöchiger Abspreizbehandlung. Deutliche Besserung der knöchernen Formgebung bei abgerundetem Knochenerker, der knorpelige Erker eine Spur verbreitert, übergreifend, von normaler Struktur. $\alpha = 50°$, $\beta = 90°$: Typ-II-Gefährdungsbereich (α grenzwertig, der hohe β-Wert rückt die Hüfte in den Gefährdungsbereich).

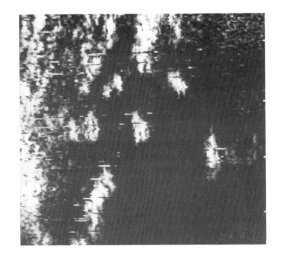

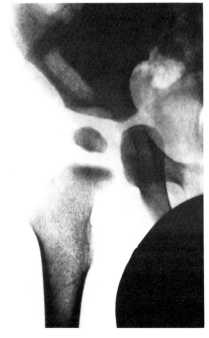

Abb. 11.6 Derselbe Patient wie in Abb. 11.2, 11.3, 11.5 im Alter von 8 Monaten, knöcherner Erker gut konturiert, eckig, knöcherne Formgebung korrekt. Knorpeliger Erker schmal, spitzzipfelig übergreifend, Typ Ia.

Abb. 11.7 Röntgen zu 11.6

Knorpelerker breit, verdrängt, von normaler Struktur.

$\alpha = 45°$

$\beta = 110°$: Hüfte am Dezentrieren.

Derselbe Patient (Abb. 11.3), linke Hüfte: Knöcherner Erker abgerundet, bei ausreichender knöcherner Formgebung, Knorpelerker breit, übergreifend, Typ IIa

$\alpha = 55°$

$\beta = 80°$

Der Befunder hat bereits während des Befunddiktates die Möglichkeit, bei präzisem und schrittweisem Vorgehen primär auch ohne das Sonogramm auszumessen, die Hüfte dem richtigen Typ zuzuordnen. Durch die Einbeziehung des Alters, der Zuordnung der Hüfte zum entsprechenden Typ und Angabe der Winkelwerte kann der Reifungszustand der Hüfte genau bestimmt werden.

12 Lagerung und Abtasttechnik

Wie wir in den vorherigen Kapiteln ausgeführt haben, ist das Beurteilungssystem für die Säuglingshüfte am Sonogramm lageunabhängig. Es ist daher prinzipiell gleichgültig, wie der Säugling gelagert wird. Es hat sich aber bewährt, den Säugling seitlich zu lagern und den Schallstrahl in frontaler Richtung einzustrahlen, wobei der Trochanter major den Ankoppelungspunkt darstellt.

Unter Beachtung gewisser Aufnahmekriterien gelingt es, innerhalb kürzester Zeit ein optimales Hüftsonogramm herzustellen. Der Säugling sollte in der ihm aufgezwungenen Seitlagerung möglichst bequem, weich und warm gebettet sein. Es wird dadurch gewährleistet, daß er beim Untersuchungsvorgang möglichst ruhig liegt. Sämtliche Fixationsvorrichtungen, die den Säugling beim Untersuchungsvorgang in einer Zwangshaltung fixieren, haben sich als ungeeignet erwiesen und wurden von uns wieder verlassen. Aus praktischen Gründen untersuchen wir immer zuerst den Säugling sonographisch. Erst nach Beendigung der Sonographie wird die klinische Untersuchung angeschlossen. Bei umgekehrtem Vorgang muß man mit einer erheblichen Unruhe und Irritation des Säuglings bei der sonographischen Untersuchung, bedingt durch die zuvor erfolgte klinische Untersuchung, rechnen.

12.1 Prinzip der Haltevorrichtung und Lagerung

Die von uns konstruierte und seit Jahren in praxi erprobte Lagerungsvorrichtung funktioniert nach dem sogenannten Hängemattenprinzip mit elastischer Einklemmung.* Sie besteht aus zwei weichgepolsterten Randwülsten, die für den Oberkörper und für das Becken eine etwas größere Ausnehmung besitzen als für die Beinchen (12.1a bis d). Über die Randwülste wird locker eine Windel gelegt und auf der Seite entweder mittels Klettverschlüssen oder mit einem Gummiband fixiert. Auf die durch diese Windel entstehende Hängematte wird der Säugling gelegt. Je nach Größe

des Säuglings kann durch den Untersucher die Mulde durch die darübergelegte Windel vertieft werden (größerer Säugling) oder bei Neugeborenen durch eine weniger tiefe Mulde so gelagert werden, daß die zu untersuchende Hüfte etwas über die Randwülste vorsteht. Der bewegliche Kopfteil der Lagerungsvorrichtung ermöglicht bei Seitlagerung eine Unterstützung des Säuglingskopfes.

Es empfiehlt sich, die Untersuchung im Stehen und nicht im Sitzen durchzuführen. Zu diesem Zwecke eignet sich ein der Größe des Untersuchers angepaßtes Tischchen oder Säuglingsbettchen, auf das die Lagerungsvorrichtung gelegt oder geklebt wird. Der Untersucher kann so, ohne große Verrenkungen, von der Seite her untersuchen und die Unterarme bequem am Tischrand aufstützen. Eine ruhige Führung des Schallkopfes wird dadurch möglich. Bei der seitlichen Lagerung des Säuglings ist nun ebenfalls darauf zu achten, daß die Beinchen auf keinen Fall durch den Untersucher oder im guten Glauben durch die assistierende Mutter durch Zug gestreckt werden. Geschieht dies, kommt es stets zu einer leichten Außenrotation im Bereich der Hüfte. Diese Stellung und die Fixation irritieren nicht nur den Säugling und provozieren ihn zur Unruhe, sondern es rutscht auch der Schallkopf am Trochanter major, der als Ankoppelungspunkt fungiert, nach dorsal oder ventral ab.

Wesentlich günstiger ist es, die vom Säugling in der Regel spontan eingenommene Stellung beizubehalten:

Die bei Spontanhaltung leicht angezogenen Beinchen stören den Untersuchungsablauf nicht. Eine leichte Innenrotation dreht den Trochanter major von dorsal nach ventral in die Frontalebene, so daß auf der Frontalebene der Trochanter major, der Schenkelhals und das Acetabulum in einer Ebene liegen. Diese für den Untersuchungsvorgang sehr günstige Innenrotationsstellung kann dadurch noch forciert werden, daß der Untersucher das Kniegelenk in der Halterung mit dem Handgelenk etwas nach unten drückt. Keinesfalls sollte das Kniegelenk über den Randwulst herausragen, denn der Trochanter major rutscht dadurch scheinbar etwas nach dorsal. Der

---

* *Hersteller (Pat. ges. gesch.):* Fa. Radl KG, Luthergasse 4, A-8010 Graz

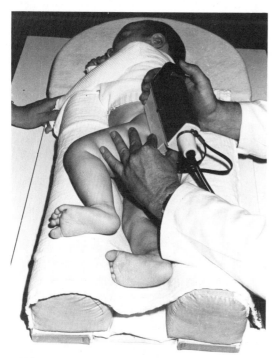 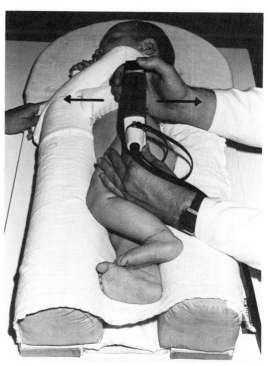

Abb. 12.1a Falsche Lagerung und Abtasttechnik. Das Beinchen rutscht über den Randwulst nach vorne heraus. Der Trochanter major rotiert etwas nach dorsal, dadurch wird der Abtastvorgang schwieriger.

Abb. 12.1b Korrekte Lagerung und Abtasttechnik. Das Beinchen ist leicht nach innen rotiert, das Knie rutscht nicht über den Randwulst heraus. Die Ausgangsstellung mit gerade in sämtlichen Raumrichtungen rechtwinkelig aufgesetztem Transducer wird demonstriert. Die Pfeile demonstrieren den „Suchlauf".

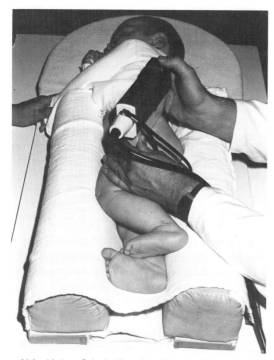 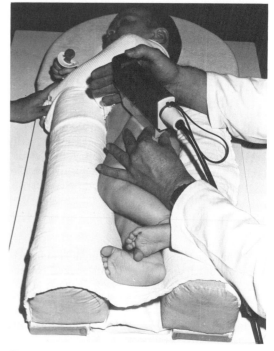

Abb. 12.1c Schnitt über den hinteren Pfannenrand.

Abb. 12.1d Schnitt über den vorderen Pfannenrand.

Abtastvorgang ist dadurch wesentlich schwieriger.

Abb. 12.1a zeigt die falsche Position im Vergleich zu korrekter Position in Abb. 12.1b bis d. Liegen durch die leichte Innenrotation des Beinchens Trochanter, Schenkelhals und Acetabulum in der Frontalebene, kann sich der Untersucher wesentlich rascher auf dem Bildschirm orientieren. In dieser Stellung hat der Säugling die ideale Position für eine systematische Untersuchung der Hüfte.

12.2 Abtasttechnik
(Abb. 12.1a bis d)

Keinesfalls sollte die Entstehung eines korrekten Hüftsonogramms dem Zufall überlassen werden. Wir empfehlen, einen systematischen Abgangsvorgang einzuhalten:

Der Schallkopf wird prinzipiell auf die Säuglingshüfte zu sämtlichen Raumebenen in rechtwinkeliger Stellung aufgesetzt, d. h. er steht genau in der Längsachse des Säuglings in Frontalebene und wird auch nicht verkantet (Abb. 12.1b). Meist ist bei korrekter Lagerung die Standard-schnittebene sofort erreicht. Ist dies nicht der Fall, beginnt ein systematischer Abtastvorgang in zwei Hauptrichtungen:

1. Parallel zur Frontalebene. Der senkrecht gehaltene Schallkopf wird ohne zu kippen parallel zur Frontalebene nach vorne und hinten leicht verschoben, bis der Hüftkopf und das Acetabulum dargestellt sind. Es ist primär nur wichtig, das Gelenk darzustellen. Wir haben diesen Abtastvorgang in Frontalebene daher als „Suchlauf" bezeichnet. Es kann natürlich sein, daß diese primäre Schnittebene nicht der streng geforderten Meßebene entspricht. Das Pfannendach kann entweder zu weit vorne oder zu weit hinten angeschnitten werden. Nun gelten die Richtlinien, die wir zur Einstellung der Standardebene in Kapitel 7 beschrieben haben.

2. Durch Rotation und Drehung des aufgesetzten Schallkopfes um die zentrale Acetabulumachse wird die korrekte Schnittebene eingestellt. In schwierigen Fällen empfiehlt es sich, den Schallkopf aus der Konkavität der Fossa glutealis nach vorne zu drehen. Durch die Stellung des Linear-Schallkopfes kann sich der Untersucher schon von außen über die zu erwartende Schnittebene ungefähr orientieren. Diese Situation zeigt Abb. 12.1b, c, d.

13 Organisation der sonographischen Kontrollen und therapeutische Konsequenz

Durch die Fülle der Möglichkeiten, die die Hüftsonographie bietet, wird ein völlig neuer Fragenkomplex aufgeworfen:

Inwieweit kann die Hüftsonographie zur verbesserten Vorsorge eingesetzt werden?

In welchem Zeitabstand sollen sonographisch unauffällige Hüften nachkontrolliert werden?

Wann und in welchen Zeitabständen ist es sinnvoll, Hüftreifungsstörungen nachzukontrollieren?

Ab welchem Alter ist die Sonographie dem Röntgenbild unterlegen?

Auf alle diese Fragen soll im anschließenden Kapitel versucht werden, Antwort zu geben.

13.1 Screening-Untersuchung

Um das Netz um Hüftreifungsstörungen enger als bisher zu ziehen, wäre es zweifellos das günstigste, ein allgemeines Neugeborenen-Screening einzuführen. Es wäre dadurch möglich, Hüften, die bei der Geburt das Mindestmaß an geforderter Reifung nicht erreicht haben, sofort zu behandeln. Diese Hüften, die sich bei der sonographischen Typisierung im *Typ-II-Gefährdungsbereich* befinden, werden unbehandelt schlechter und imponieren zu einem späteren Zeitpunkt als schwere Dysplasie, wenn nicht als Dezentrierung.

Säuglingshüften, die bei der Geburt gerade das *Mindestmaß an Reifung* erreicht haben, stehen quasi auf des Messers Schneide. Einerseits könnten sie sich unbehandelt erholen, andererseits in den Gefährdungsbereich abgleiten. Es wäre daher sinnvoll, diese Hüften bereits in vier Wochen nachzukontrollieren, um den von der Hüfte eingeschlagenen Weg zum Positiven oder zum Negativen zu überwachen. Ein rechtzeitiger Therapiebeginn wäre dadurch möglich.

Neugeborenenhüften, die physiologisch unreif sind, sollten im Sinne einer verbesserten Vorsorgeuntersuchung nach sechs bis acht Wochen nachkontrolliert werden. Haben sie zum Kontrollzeitpunkt ihr Mindestmaß an Reife, bezogen auf ihr Alter, nicht erreicht, hinken sie hinter dem geforderten Maß an Mindestreifung nach und sollten behandelt werden.

Durch die Vorverlegung des Untersuchungszeitpunkts vor den 3. Lebensmonat könnten Reifungsverzögerungen wesentlich früher als bisher erkannt und therapiert werden.

Typ-II-b-Hüften sind kontroll-, wenn nicht sogar behandlungsbedürftig. Der Terminus „kontrollbedürftig" bezieht sich auf den Zeitraum zwischen 3. und 4. Lebensmonat und entspricht physiologischen Schwankungen der Hüftreifung. Wenn mit dem 3. Lebensmonat *gerade noch nicht* Typ I oder die Übergangsform erreicht ist, die Hüfte aber bereits unter die Klassifizierung Typ IIb fällt, wird bis zum 4. Lebensmonat abgewartet, ob die Hüfte spontan nachreift („Kontrolle"!). Ist bei dieser Kontrolle kein Fortschreiten der Ossifikation feststellbar, kann noch immer eine Behandlung rechtzeitig eingeleitet werden („Therapie").

Unserer Erfahrung nach verschlechtern sich *Typ-I-Hüften* nicht und bleiben in weiterer Folge ausgereifte Hüften. Lediglich in Fällen mit Störungen des neuromuskulären Gleichgewichtes kommt es durch die Muskelimbalance auch in weiterer Folge zu Störungen der Biomechanik und konsekutivem Fehlbau des Hüftgelenks. Dieser Umstand ist uns aber auch von der Radiologie seit langem bekannt, und wurde nicht durch die Sonographie neu aufgedeckt.

Wir haben festgestellt, daß die Sonographie die Möglichkeit eröffnet, die Hüfte bis zum Auftreten der *Hüftkopfkerne* zu kontrollieren. Der Zeitpunkt des Auftretens der Hüftkopfkerne wird von vielen Autoren verschieden angegeben. Von manchen Autoren wird das verspätete Auftreten der Hüftkopfkerne als pathologisch angesehen und als möglicher Hinweis für eine systemhafte Erkrankung gedeutet. Wir kontrollieren daher Hüften, bis Typ I oder die Übergangsform erreicht ist *und* die Hüftkopfkerne sichtbar sind. Besteht bereits ein Typ I vor dem 3. Lebensmonat und ist lediglich das Auftreten der Hüftkopfkerne zu kontrollieren, so ist eine Kontrolle nach drei Monaten sicher früh genug.

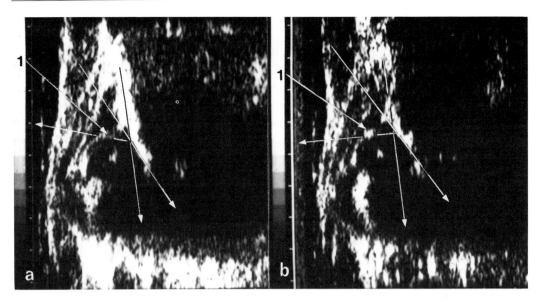

Abb. 13.1a 4 Wochen alter Säugling mit hochgradig abgeflachter knöcherner Formgebung, der knorpelige Erker breit, das Labrum nach oben verdrängt, die hyaline Struktur erhalten, Labrum acetabulare (1). $\alpha = 25°$, $\beta = 115°$ (Typ IIIa).

Abb. 13.1b Dieselbe Hüfte nach einer Woche Overhead-Extension, bei gleichbleibenden α-Werten hat der knorpelige Erker sich erholt und ist nicht mehr so stark wie in a) nach cranial abgedrängt. Der β-Winkel beträgt 90°.

Der *kürzeste, sinnvolle Kontrollabstand,* um eventuell eine eingeschlagene Therapie hinsichtlich ihres Erfolges zu überprüfen oder die eingeschlagene Therapie noch umzustellen, ist vom sonographischen Standpunkt aus vier Wochen. Bei unproblematischen Behandlungsfällen mit kooperativen Eltern sind Kontrollen in sechs bis acht Wochen ausreichend. Kontrollen unter vier Wochen sind nur in Ausnahmefällen und bei besonders schwierigen Fällen angezeigt. So konnten wir bei Säuglingen mit Typ-III-a-Hüften bereits nach einer Woche Längsextension bei gleichbleibenden α-Werten eine deutliche Besserung der β-Werte feststellen. Das hieße im speziellen Falle, daß ein Zeitraum von einer Woche mit einer pfannendachentlastenden Maßnahme bereits zu einer merklichen Rekonstruktion des verbogenen Knorpelerkers führt (Abb. 13.1a, b). Die Wertigkeit der eingeschlagenen Therapie kann so vom Behandler überprüft werden.

13.2 Mindestanforderung

(Abb. 13.2)

Kann ein allgemeines Screening mit engmaschigen Verlaufskontrollen aus organisatorischen Gründen nicht durchgeführt werden, möchten wir ein praktikables Alternativsystem vorstellen:

Durch Absprache mit dem zuweisenden Kollegen muß gefordert werden, daß Säuglinge mit perinataler Belastung, Beckenendlagen oder Kinder mit familiärer Dysplasiebelastung einer sofortigen, frühestmöglichen Ultraschallkontrolle zugeführt werden müssen. Die Liste an Mindestanforderungen ließe sich beliebig erweitern, wenn man die Literatur über mögliche Risikofaktoren, die zu Hüftreifungsstörungen führen, überblickt (*Tönnis* et al 1984). Besonders die Untersuchungen von *Dunn* (1969, 1974, 1976) zeigen eine Fülle von Begleitfehlstellungen auf, die mit einer erhöhten Hüftluxationsrate einhergehen. Alle suspekten Fälle sollten sofort einer Ultraschalluntersuchung zugeführt werden. Sonographisch gefährdete oder dezentrierte Hüften sind natürlich sofort einer adäquaten Therapie zuzuführen. Wegen der erhöhten Hüftluxationsrate sollten Säuglinge aus dem obengenannten Pool unbedingt engmaschig in 6- bis 8wöchigen Abständen auch bei sonographisch unauffälligen Befunden kontrolliert werden, bis Typ Ia oder Typ Ib erreicht und der Hüftkopfkern vorhanden ist. Der zweite Pool umfaßt Kinder, denen eine

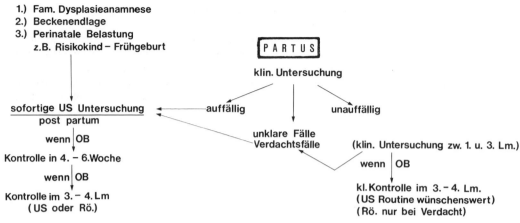

Abb. 13.2 Derzeitiges Ultraschalluntersuchungsschema.

sonographische Neugeborenenuntersuchung nicht zuteil werden konnte. Hier müßten bei der selbstverständlich durchgeführten orthopädisch-klinischen Neugeborenenuntersuchung auffällige Hüften sofort aussortiert und der Sonographie zugeführt werden. Unauffällige Hüften wird man weiter wie bisher klinisch kontrollieren und nur im Verdachtsfall einer Sonographie zuführen. Dies ist sicherlich ein Kompromiß, doch sollte es keinesfalls mehr passieren, daß Verdachtsfälle ohne vorherige Absicherung durch eine bildgebende Methode nur aufgrund der klinischen Untersuchung anbehandelt werden. Säuglinge in der „Grauzone" vor dem 3. Lebensmonat, bei denen klinische Unsicherheiten bestehen, sollten ebenfalls sofort der Sonographie zugeführt werden.

Zusammenfassung der Kontrollabstände in Stichworten

1. Der *kürzest sinnvolle Zeitabstand* beträgt vier Wochen (Therapiefälle vor dem 3. Lebensmonat, fragliche Therapieumstellung, Kontrollfall, um eine Therapie eventuell noch rechtzeitig einzuleiten).

2. *Sonographie zur Behandlungskontrolle:* Vierwöchentliche Abstände vor dem 3. Lebensmonat. 6- bis 8 Wochen nach dem 3. Lebensmonat (Typ-II-b-Hüften). Dezentrierte Hüften in vier bis sechs Wochen-Abständen.

13.3 Sonographie und klinische Untersuchung

Die klinische Untersuchung ist die einfachste Möglichkeit, Hüftreifungsstörungen im begrenz-

ten Maße aufzuspüren. Es wäre daher unklug, sich dieses einfachsten und auch immer möglichen Diagnosemittels nicht zu bedienen. Leider ist die klinische Untersuchung, wie multizentrische Studien beweisen, sehr von der Erfahrung des Untersuchers abhängig. Die Aussagekraft der klinischen Untersuchung wurde bereits ausführlich diskutiert.

Auch wir haben die Erfahrung gemacht, daß klinisch völlig unauffällige Hüften sonographisch doch oft erhebliche Hüftreifungsstörungen aufweisen. Andererseits konnten wir in unserem Krankengut Säuglinge mit erheblichen Abduktionseinschränkungen ohne jeglichen verifizier- und objektivierbaren Befund, der für eine Hüftreifungsstörung sprechen würde, finden. Durch die beliebige Wiederholbarkeit der Sonographie haben wir auch jene Hüften, die sonographisch Typ Ia oder Ib zugehörten, aber eine Abduktionseinschränkung aufwiesen, sicherheitshalber nachkontrolliert. Aufgrund dieser Nachuntersuchungen konnten wir bei dreimonatigen Kontrollabständen zwar noch keine Änderung des sonographischen und röntgenologischen Befundes nachweisen, wohl aber wurden Diplegien und statomotorische Reifungsdissoziationen herausgefiltert.

13.4 Altersgrenze

Die Anwendung der Sonographie bei der Säuglingshüfte wird durch zunehmende Ossifikation der knorpeligen Anteile limitiert. Unserer Erfahrung nach ist die Hüftsonographie ab Geburt bis ca. dem 12. Lebensmonat hervorragend einsetzbar. Ab dem 12. Lebensmonat ist die Hüftsonographie zwar ebenfalls noch einsetzbar, wird aber zunehmend durch das Röntgen verdrängt. Auch bei älteren Kindern kann die Sonographie zur Beurteilung des Wachstumsbereiches am Pfannenerker in Einzelfällen noch herangezogen werden. Der Pfannenerker wird auch bei größeren Kindern durch keine total reflektierenden Strukturen abgedeckt und ist daher einsehbar.

Durch den bereits gut ausgebildeten knöchernen Hüftkopf kann die Tiefe des Acetabulum nicht dargestellt werden. Bei der gezielten Fragestellung, inwieweit das knöcherne Pfannendach noch knorpelig präformiert ist, kann die Sonographie bei dieser speziellen Fragestellung statt der invasiven Arthrographie ebenfalls erfolgreich eingesetzt werden.

14 Sonographische Verlaufskontrollen

14.1 Hüfte im Gefährdungsbereich und Hüfttyp IIIa

Der 6 Wochen alte weibliche Säugling N. B. wurde von einem Kinderarzt zur Ultraschalluntersuchung überwiesen, weil die Mutter und andere Familienmitglieder mit einer Dysplasiehüfte behaftet sind. Klinisch war die Untersuchung bis auf eine diskrete linksseitige Abspreizhemmung unauffällig. Sonographisch wurde eine Hüfte am Übergang zum Gefährdungsbereich (Abb. 14.1) rechts diagnostiziert. Am linken Hüftgelenk war die knöcherne Formgebung der Pfanne mit einem abgeflachten knöchernen Erker weit ungünstiger. Die beginnende Dezentrierung äußerte sich in einer Abdrängung des verbreiterten knorpeligen Pfannendaches (Abb. 14.2).

Die Beckenübersichtsaufnahme zeigte ebenfalls die linksseitige dysplastische Pfannendachanlage und als Ausdruck der Dezentrierung eine Lateralisation des Hüftkopfkernes in den unteren äußeren Quadranten (Abb. 14.3).

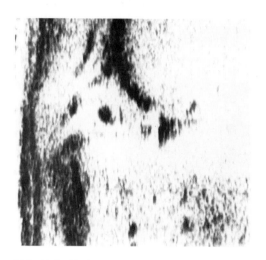

Abb. 14.2 N. B., linkes Hüftgelenk, 6 Wochen alt. Deutliche Abflachung des knöchernen Pfannenerkers mit fließendem Übergang in das Os ilium. Die knorpelige Pfannenanlage ist deutlich nach oben abgedrängt, die Struktur echoarm. Hüfttyp „am Dezentrieren".
Knochenwinkel $\alpha = 46°$
Knorpelausstellwinkel $\beta = 96°$

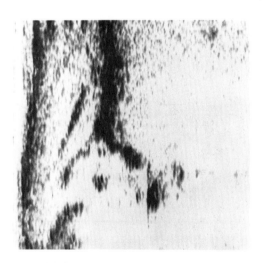

Abb. 14.1 N. B., rechtes Hüftgelenk, 6 Wochen alt. Knöcherner Erker rund, Knorpelerker breit übergreifend.
$\alpha = 50°$
$\beta = 95°$.
Typ IIa, deutlich hinter der altersgemäßen Reifung zurück, am Übergang zum Gefährdungsbereich.

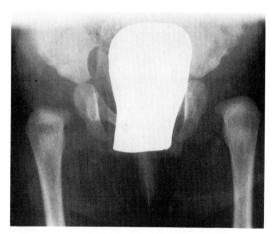

Abb. 14.3 N. B., 6 Wochen alt. Beckenübersichtsaufnahme bei Diagnosestellung. Steiles Pfannendach links, deutlicher Defekt im Erkerbereich. Lateralisation des proximalen Femurendes links. Pfannendachwinkel rechts 30°, links 36°.

Nach Einleitung der Behandlung mit einer Spreizhose war bereits 4 Wochen später der Ausgangsbefund deutlich besser:

Am rechten Hüftgelenk entsprachen die Verhältnisse Hüfttyp Ia (Abb. 14.4). Auf der linken Seite stand der Hüftkopf ebenfalls zentriert in der Hüftpfanne und die knöcherne knorpelige Gesamtüberdachung des Hüftkopfes war gut (Abb. 14.5). Die auf den Erker begrenzte Ossifikationsstörung wurde durch das verbreiterte, jedoch nicht abgedrängte knorpelige Pfannendach ausgeglichen. Die weiteren Therapiekontrollen erfolgen danach in jeweils 6wöchigen Abständen

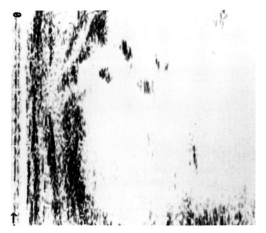

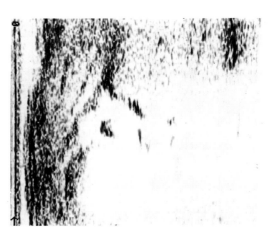

Abb. 14.4 N. B., rechtes Hüftgelenk, 4 Wochen später. Sonographisch regelrechte Hüftgelenksentwicklung, Hüfttyp I.
Knochenwinkel $\alpha = 64°$
Knorpelausstellwinkel $\beta = 50°$.

Abb. 14.5 N. B., linkes Hüftgelenk, 4 Wochen später. Der knöcherne Pfannenerker ist noch abgerundet. Das knorpelige Pfannendach ist in der Basis verbreitert, aber wieder übergreifend. Die Gesamtüberdachung des Hüftkopfes ist gut.
Knochenwinkel $\alpha = 54°$,
Knorpelausstellwinkel $\beta = 58°$,
Typ IIa.

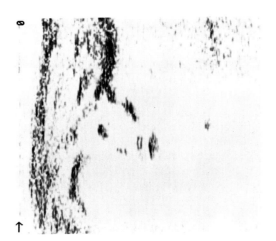

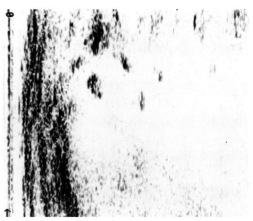

Abb. 14.6 N. B., linkes Hüftgelenk, 4 Monate alt. Im Vergleich mit Abb. 14.5 nahezu unveränderter sonographischer Hüftbefund, knöcherne Formgebung mangelhaft, Knochenerker etwas besser als in Abb. 14.5 konturiert. Knorpelerker breit, übergreifend. Hüfttyp IIb.
Knochenwinkel $\alpha = 54°$,
Knorpelausstellwinkel $\beta = 60°$

Abb. 14.7 N. B., rechtes Hüftgelenk, 6 Monate alt. Regelrechte Hüftgelenksentwicklung mit eckigem knöchernen Pfannenerker. Die knorpelige Kopfüberdachung ist hinsichtlich Form und Struktur normal.
Knochenwinkel $\alpha = 64°$
Knorpelausstellwinkel $\beta = 52°$
Hüfttyp Ia.

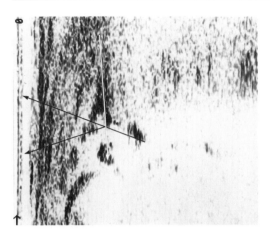

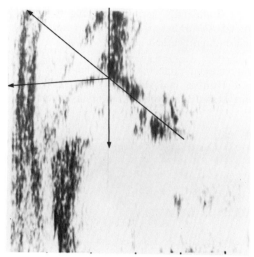

Abb. 14.8 N. B., linkes Hüftgelenk, 6 Monate alt. Deutliche Besserung in der Entwicklung des knöchernen Pfannenerkers, die knöcherne Hüftkopfüberdachung ist gut. Das knorpelige Pfannendach ist übergreifend.
Knochenwinkel $\alpha = 64°$
Knorpelausstellwinkel $\beta = 75°$
Hüfttyp Ib.

Abb. 14.9 M. S., rechtes Hüftgelenk, 5 Tage alt. Abflachung des knöchernen Pfannenerkers, knorpeliges Pfannendach breit, gerade noch übergreifend.
Knochenwinkel $\alpha = 52°$
Knorpelausstellwinkel $\beta = 76°$
Typ IIa (Mindestreife gerade noch erreicht, Hüfte steht sehr nahe zum Gefährdungsbereich).

(Abb. 14.6). Im 6. Lebensmonat war der Hüftschaden ausgeheilt (Abb. 14.7 bzw. 14.8).

Nur im Seitenvergleich ist das knorpelige Pfannendach links etwas breiter als rechts (Hüfttyp Ib links als Ausdruck des breiten Knorpeldaches gegenüber Typ Ia rechts).

14.2 Verschlechterung des sonographischen Hüftgelenksbefundes bei grenzwertigem Neugeborenenbefund

Die Hüftgelenke des weiblichen Säuglings M. S. wurden im Rahmen der perinatalen Untersuchung am 5. Tag nach der Geburt sonographiert.

Anamnestisch war bekannt, daß die beiden älteren Geschwister jeweils wegen einer doppelseitigen Dysplasiehüfte behandelt werden mußten. Bei der klinischen Untersuchung konnte kein Ein-Ausrenkphänomen nachgewiesen werden. Beide Hüftgelenke ließen sich frei abspreizen. Die sonographische Untersuchung deckte an beiden Seiten, rechts stärker als links, eine Abflachung der knöchernen Hüftpfanne mit breitem knorpeligen Pfannendach auf. Rechts hatte die Hüfte gerade noch das *Mindestmaß* an Hüftrei-

fung erreicht (Abb. 14.9). Bei unauffälligem klinischen Befund wurde eine frühzeitige Kontrollsonographie nach 3 Wochen vereinbart. Die knöcherne Formgebung der Hüftpfanne blieb rechts weiter abgeflacht, das knorpelige, noch echoarme Pfannendach ist nach oben außen abgedrängt. Der sonographische Befund entsprach einem Hüfttyp IIIa rechts (Abb. 14.11), links Typ „am Dezentrieren" (Abb. 14.12). Die Kopfkernentwicklung in der 4. Lebenswoche konnte sowohl sonographisch als auch röntgenologisch dargestellt werden.

Unter der Behandlung mit einer Spreizwindelhose besserte sich der Befund wesentlich. Die Hüftreifungsstörung war bereits nach 8 Wochen soweit ausgeheilt, daß die Therapie beendet werden konnte (Abb. 14.14, 14.15). Bei der Kontrolluntersuchung nach weiteren 8 Wochen war die anatomische Ausheilung erreicht. An beiden Hüftgelenken stellte sich der knöcherne Pfannenerker eckig dar, das knorpelige Pfannendach war hinsichtlich Form und Struktur regelrecht entwickelt (Abb. 14.16, 14.17).

Kommentar

Beide Hüften hatten sich unbehandelt verschlechtert. Die primär schlechtere rechte Hülfte wurde auch wesentlich schlechter und rutschte in

Typ IIIa ab. Die primär etwas bessere linke Hüfte verschlechterte sich ebenfalls. Klassifizierung: „Am Dezentrieren".

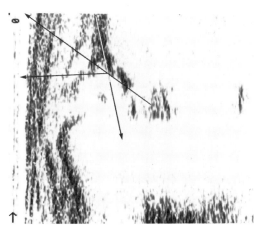

Abb. 14.11 M. S., rechtes Hüftgelenk, 4 Wochen alt. Der knöcherne Pfannenerker ist abgeflacht. Der Übergang in das Os ilium ist fließend. Die knorpelige Pfannenanlage ist nach oben außen abgedrängt, die Struktur ist echoarm. Der Hüftkopfkern ist bereits deutlich zu erkennen.
Knochenwinkel $\alpha = 42°$
Knorpelausstellwinkel $\beta = 110°$
Hüfttyp IIIa

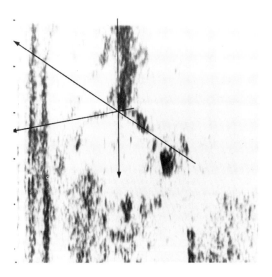

Abb. 14.10 M. S., linkes Hüftgelenk, 5 Tage alt. Abrundung des knöchernen Pfannenerkers, sowie breites knorpeliges Pfannendach.
Knochenwinkel $\alpha = 55°$
Knorpelausstellwinkel $\beta = 80°$
Hüfttyp IIa.

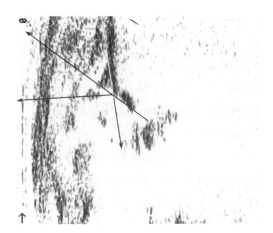

Abb. 14.12 M. S., linkes Hüftgelenk, 4 Wochen alt. Abflachung des knöchernen Pfannenerkers und Abdrängung des knorpeligen Pfannendaches nach außen. Leichte Strukturverdichtung im knorpeligen Pfannendach.
Knochenwinkel $\alpha = 45°$
Knorpelausstellwinkel $\beta = 78°$
Hüfte „am Dezentrieren".

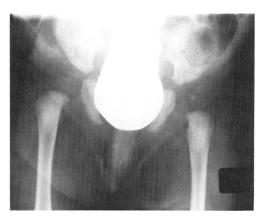

Abb. 14.13 M. S., Beckenübersichtsaufnahme im Alter von 4 Wochen, entsprechend Abb. 14.11/12.

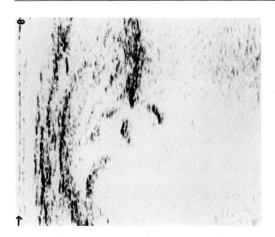

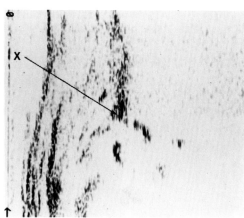

Abb. 14.14 M. S., rechtes Hüftgelenk, 3 Monate alt.
Knöcherner Erker eckig, Knorpelerker etwas breit aber
übergreifend.
Knochenwinkel $\alpha = 60°$
Knorpelausstellwinkel $\beta = 58°$
Hüfttyp Ib.

Abb. 14.15 M. S., linkes Hüftgelenk, 3 Monate alt.
Leichte Abrundung des knöchernen Pfannenerkers.
Das knorpelige Pfannendach ist in der Basis gering
verbreitert, mit beginnender Nachverknöcherung, aber
übergreifend.
Knochenwinkel $\alpha = 56°$
Knorpelausstellwinkel $\beta = 64°$
Hüfttyp IIb. „X" Nachverknöcherung

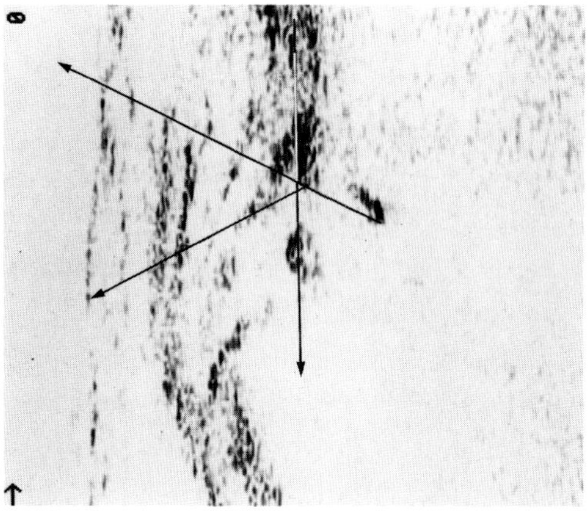

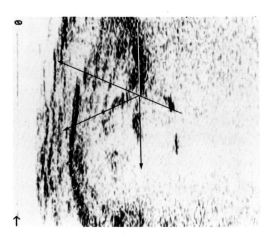

Abb. 14.16 M. S., rechtes Hüftgelenk, 5 Monate alt.
Normale Hüftgelenksentwicklung mit guter knöcherner
und knorpeliger Pfannenanlage.
Knochenwinkel $\alpha = 62°$
Knorpelausstellwinkel $\beta = 65°$
Hüfttyp Ib

Abb. 14.17 M. S., linkes Hüftgelenk, 5 Monate alt.
Eckiger knöcherner Pfannenerker. Regelrechte Aus-
formung des knöchernen Pfannendaches. Die knorpe-
lige Dachanlage ist hinsichtlich Form und Struktur re-
gelrecht.
Knochenwinkel $\alpha = 66°$
Knorpelausstellwinkel $\beta = 65°$
Hüfttyp Ib

14.3 Verlaufskontrolle bei frustraner konservativer Behandlung und anschließender offener Reposition

Mit der klinischen Diagnose einer Luxationshüfte links wurde der neun Wochen alte weibliche Säugling B. E. vorgestellt. Sonographisch hatte der Hüftkopf links das Acetabulum verlassen (Abb. 14.19). Das knorpelig präformierte Pfannendach war echodicht und wurde für den luxierten Hüftkopf zum Widerlager. Eine Abgrenzung des knorpeligen Pfannendaches vom Labrum acetabulare war sonographisch nicht mehr möglich. Die Gelenkskapsel wurde haubenförmig vom luxierten Hüftkopf abgedrängt (Hüfttyp IIIb am Übergang zu IV). Auf der rechten Seite war der knöcherne Pfannenerker abgeflacht. Durch den Druck des luxierenden Hüftkopfes wurde die Gelenkskapsel und das knorpelige Pfannendach, das noch die echoarme Struktur besaß, abgedrängt (Abb. 14.18), Typ IIIa. Nach einem vergeblichen konservativen Behandlungsversuch (Abb. 14.21) wurde die Indikation zur offenen Reposition gestellt. Der sonographische Befund hatte sich nicht verändert (vgl. Abb. 14.19 vor Behandlung mit Abb. 14.21 nach frustraner konservativer Behandlung).

Bei der drei Monate postoperativ durchgeführten Kontrollsonographie (Abb. 14.22) stand der offen eingestellte Hüftkopf wieder zentriert in der Pfanne. Der knöcherne Pfannenerker war noch abgerundet, das knorpelige Pfannendach konnte wieder dargestellt werden. Es war in der Basis noch verbreitert, zog jedoch wieder ohne Abdrängung nach caudal distal und war sonographisch echoarm. Die Voraussetzungen für die nachholende Erkerentwicklung in der Retentionsschiene waren damit gegeben.

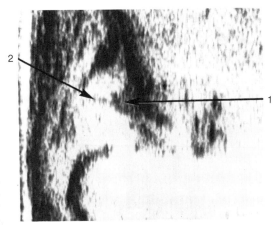

Abb. 14.19 B. E., linke Hüfte, 9 Wochen alt. Der Hüftkopf ist vollständig luxiert, das Acetabulum ist leer. Der knöcherne Pfannenerker ist völlig abgeflacht, der Übergang des Pfannendaches in das Os ilium ist fließend. Das knorpelige Pfannendach (1) ist schwer deformiert und zusammengedrückt und zeigt sonographisch ein starkes Reflexverhalten. Der luxierte Hüftkopf hat zur Verlagerung der Gelenkskapsel (2) und zur Abdrängung des Septum intermuskulare geführt. Hüfttyp IIIb am Übergang zu IV.

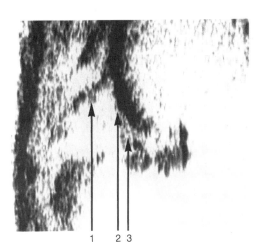

Abb. 14.18 B. E., rechte Hüfte, 9 Wochen alt. Knöcherne Formgebung flach, Knorpelerker breit und verdrängt, Struktur echoarm. Hüfttyp IIIa.
1 Knorpelerker
2 Labrum
3 Gewebe der Fossa acetabuli e vacuo verbreitert

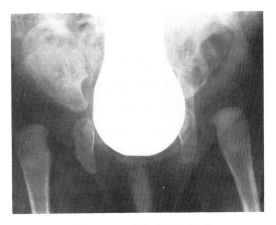

Abb. 14.20 Röntgen zu Abb. 14.18, 14.19.

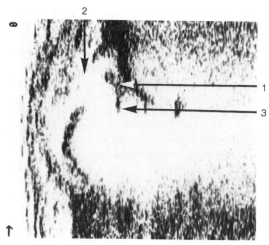

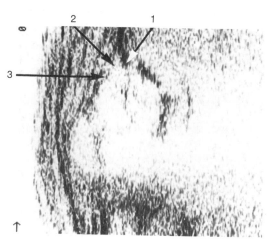

Abb. 14.21 B. E., gleiches Hüftgelenk wie Abb. 14.19. Extensionsbehandlung über einen Zeitraum von 6 Wochen. Eine Stellungsänderung der Gelenkkörper zueinander ist nicht eingetreten. Der Hüftkopf steht dezentriert und hat die Gelenkkapsel (2) und das Septum intermuskulare abgedrängt. Das knorpelige Pfannendach (1) dient dem Hüftkopf als Widerlager. Der Schallschatten caudal davon stellt den Kapselisthmus dar (3).

Abb. 14.22 B. E., linkes Hüftgelenk, gleicher Patient wie Abb. 14.21. 3 Monate nach offener Hüfteinstellung. Der knöcherne Pfannenerker ist noch deutlich abgerundet (1). Der Hüftkopf steht jedoch gut zentriert. Das knorpelige Pfannendach (2) und das Labrum acetabulare (3) sind sonographisch wieder darstellbar.

14.4 Verlaufsbeobachtung bei Hüfttyp IIIb unter Behandlung mit Fettweißgips

Der Patient E. M. wurde uns im Alter von vier Monaten mit einer diskreten Abspreizhemmung rechts vorgestellt. Bei der sonographischen Untersuchung wurde ein Typ IIIb festgestellt (Abb. 14.23). Das Kind wurde mit einem Fetteiweißgips über eine Zeitdauer von 4 Wochen behandelt, um mit einer tiefen Einstellung die Pfannendachentlastung herbeizuführen. Nach Gipsab-

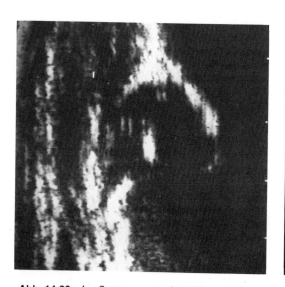

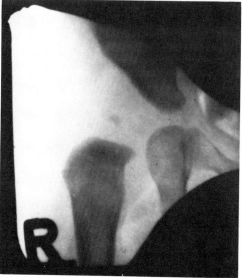

Abb. 14.23a, b Sonogramm rechte Hüfte mit Röntgenbild. Knöcherne Formgebung flach, knorpeliges Pfannendach breit, verbreitert und verdrängt, echogen: Typ IIIb (4 Monate alt).

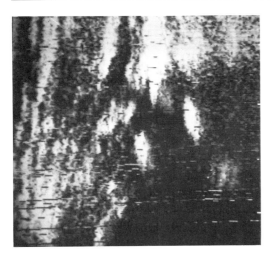

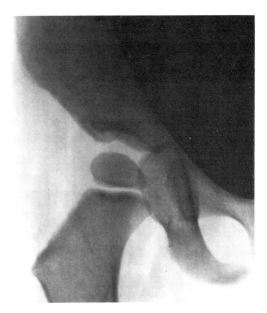

Abb. 14.24 Köcherne Formgebung mangelhaft, bei guter knöcherner Erkerkonturierung, knorpeliger Erker etwas breit aber übergreifend, sonographische Struktur normal: Typ IIb (11 Monate alt).
$\alpha = 55°$
$\beta = 65°$

Abb. 14.25 Derselbe Patient wie Abb. 14.23 und 14.24, deutlicher Erkerdefekt nachweisbar (2 Jahre alt).

nahme wurde mit einer Hilgenreinerschiene weiter therapiert. Im Alter von 11 Monaten (Abb. 14.24) hatte sich der knöcherne Erker sonographisch gut konturiert, die knöcherne Formgebung war jedoch noch immer mangelhaft. Der knorpelige Erker breit aber übergreifend (Typ IIb).

Bei einer Nachkontrolle im Alter von 2 Jahren wurde röntgenologisch leider noch immer eine Restdysplasie (Abb. 14.25) festgestellt. Dies bestätigt die Erfahrung in ähnlich gelagerten Fällen, daß III-b-Hüften offensichtlich durch die Störung im Bereich der Wachstumszone trotz korrekter und intensiver Therapie leider zu Restdysplasien neigen.

14.5 Verlaufsbeobachtung einer instabilen Hüfte Typ IIIa und Therapie mit Fettweißgips

Die Hüftgelenke der Säuglinge, die nach Fettweiß behandelt wurden, sind für das Anlegen des Gipses in der Sitz-Hock-Stellung sonographiert worden. Die Bildserie 14.26–14.34 zeigt den Behandlungsverlauf einer linksseitigen Hüftreifungsstörung, die erstmals sonographisch im Alter von 6 Wochen aufgedeckt wurde. Bei der Erstuntersuchung war der knöcherne Pfannen-

erker abgeflacht, das knorpelige Pfannendach verbreitert und nach cranial verdrängt (Abb. 14.26). In der Tiefe der Fossa acetabuli besteht bereits ein breites Echoband als Ausdruck des hypertrophen Gewebes der Fossa acetabuli. Der Ausgangsbefund wurde röntgenologisch dokumentiert (Abb. 14.28).

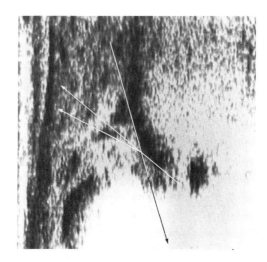

Abb. 14.26 Linke Hüfte. Knöcherner Erker abgeflacht, der knorpelige Erker verbreitert und nach cranial abgedrängt. $\alpha = 35°$, $\beta = 130°$, Typ IIIa.

Es erfolgte die Reposition und die sonographische Kontrolle (Abb. 14.27). Der Hüftkopf stellte sich deutlich tiefer ein.

Beim Gipswechsel nach vier Wochen war die knöcherne Formgebung weiterhin mangelhaft, der knorpelige Erker breit, aber bereits gegenüber den Vorbefunden deutlich gebessert, aber noch immer etwas nach cranial abgedrängt (Abb. 14.29). Nach weiteren vier Wochen Behandlung im Sitz-Hock-Gips wurde die Therapie mit einer Retentionsschiene fortgesetzt (Abb. 14.30). Die nächste sonographische Kontrolle erfolgte sechs Wochen nach Einleitung der Schienenbehandlung.

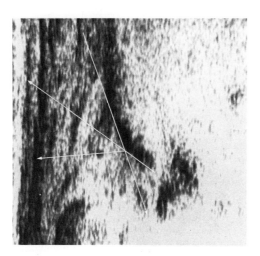

Abb. 14.27 Linke Hüfte. Situation wie in Abb. 14.26 nach Reposition, die knöcherne Formgebung ist gleich geblieben. $\alpha = 35°$, $\beta = 105°$, Typ IIIa. Die knorpeligen Pfannendachverhältnisse haben sich deutlich gebessert

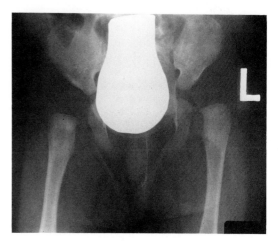

Abb. 14.28 Röntgen entsprechend Abb. 14.26.

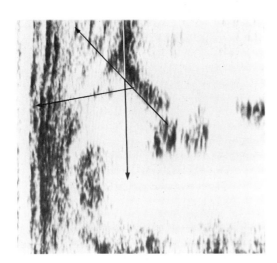

Abb. 14.29 Linke Hüfte nach 4 Wochen Fettweißgips: Die knöcherne Formgebung etwas besser als in den Abb. 14.26 und 14.27. $\alpha = 45°$, $\beta = 80°$. Hüfte „am Dezentrieren".

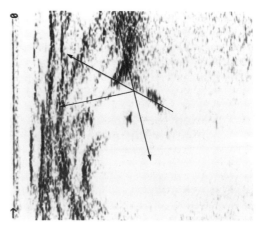

Abb. 14.30 Linke Hüfte nach insgesamt 8 Wochen Fettweißgipsbehandlung: Die knöcherne Überdachung bessert sich, $\alpha = 50°$, der knorpelige Erker ist breit übergreifend. $\beta = 90°$, Typ-II-Gefährdungsbereich.

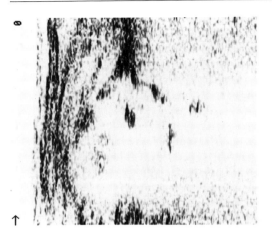

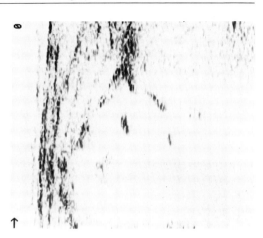

Abb. 14.31 Linke Hüfte nach 5 Monaten Behandlung: Weiterhin Besserung der köchernen Formgebung bei breitem knorpeligen Erker, angedeutete Nachverknöcherung im proximalen Anteil des knorpeligen Pfannendaches.

Abb. 14.32 Linke Hüfte nach 6 Monaten Behandlung: Leichte Besserung gegenüber dem Vorbefund.

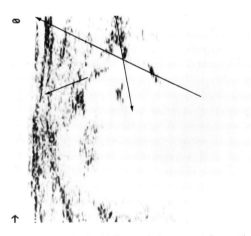

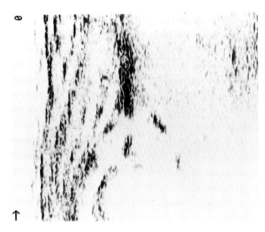

Abb. 14.33 Linke Hüfte nach insgesamt 8monatiger Behandlung: $\alpha = 55°$. $\beta = 75°$, Typ IIb.

Abb. 14.34 Im Vergleich dazu gesunde rechte Hüfte die einer voll ausgereiften Hüfte entspricht (Typ Ia).

Die Abb. 14.31–33 zeigen die Entwicklung der Verknöcherungsverzögerung fünf, sechs und acht Monate nach Behandlungsbeginn. Die knöcherne Formgebung erholt sich zusehends, der knöcherne Erker konturiert sich besser. Der knorpelige Erker ist weiterhin breit mit beginnender Nachverknöcherung von cranial nach distal. Trotzdem besteht acht Monate nach Behandlungseinleitung noch immer ein erhebliches Verknöcherungsdefizit (Abb. 14.33).

14.6 Verlaufsbeobachtung einer Typ-III-b-Hüfte, die unter Therapie zum Hüfttyp IIIa wurde

Neun Tage alter Patient, Routinekontrolle wegen Beckenendlage. Obwohl klinisch kein sicher pathologischer Befund erhebbar war, konnte sonographisch bereits Typ IIIb nachgewiesen werden (Abb. 14.35).Nach vier Wochen Fettweiß-gipsbehandlung entfaltet sich das komprimierte Pfannendach und erlangt wieder seine echoarme

Struktur. Es ist noch deutlich nach cranial abgedrängt (Typ IIIa) (Abb. 14.37).

Kommentar

Typ-III-b-Hüften gehen durch pfannendachentlastende Maßnahmen in Typ-III-a-Hüften über.
Es erfolgt offensichtlich zuerst die Rückbildung
der histologischen Gefügestörung *noch* bevor die
Form des Knorpelerkers sich normalisiert.

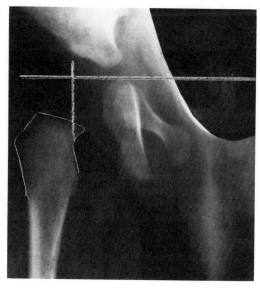

Abb. 14.36   Röntgen entsprechend Abb. 14.35.

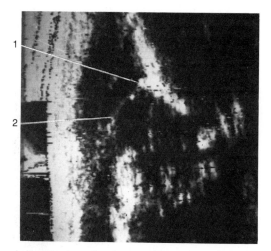

Abb. 14.35   Rechte Hüfte. Knöcherner Erker flach,
knorpeliges Pfannendach vollkommmen zerdrückt,
echogen (Typ IIIb).
1 Labrum
2 Gelenkskapsel

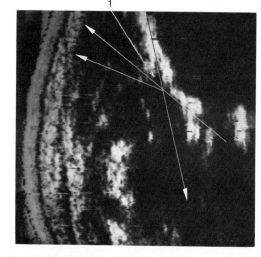

Abb. 14.37   Dieselbe Hüfte wie in Abb. 14.35 nach
vier Wochen Fettweißgips. Das knorpelige Pfannendach (1) hat sich erholt. Es ist noch nach oben abgedrängt, aber bereits wieder echoarm (Typ IIIa). Die
Meßlinien eingezeichnet.
$\alpha = 37°$
$\beta = 122°$

15 Fallbeispiele

Dieses Kapitel soll durch Bildmaterial die Gewöhnung an das Hüftsonogramm unterstützen. Der Begleittext wurde bewußt knapp gehalten, um die klare Befundung zu verdeutlichen.

Um die Variationsbreite zu erhöhen, werden Bilder mit verschiedenen Geräten und in verschiedenen Vergrößerungen demonstriert. Die Dokumentation erfolgte absichtlich teils auf hellem, teils auf schwarzem Hintergrund, um die Identifizierung der anatomischen Strukturen zu erschweren. Die Beantwortung der im folgenden Absatz gezielt gestellten Fragen erfolgt in den Bildlegenden.

Fragestellung

Abb. 15.1: Erfüllt das Sonogramm die Kriterien für eine exakte Meßtechnik?

Abb. 15.2: Gefordert wird bei einem vier Monate alten Säugling die exakte Befundung.

Abb. 15.3: Identifizierung der anatomischen Strukturen?

Abb. 15.4: Typisierung und anatomische Identifizierung?

Abb. 15.5: Neugeborenenhüfte. Entspricht diese Hüfte sonographisch der geforderten Mindestreife?

Abb. 15.6: Der Hüftkopfkern erscheint lateralisiert. Ist die Hüfte subluxiert?

Abb. 15.7: Befundbeschreibung

Abb. 15.8: Neugeborenenhüfte, Befundbeschreibung.

Abb. 15.9: (rechte Hüfte) und *Abb. 15.10* (linke Hüfte) gleicher Patient, 6 Monate alt. Welche Hüfte ist besser?

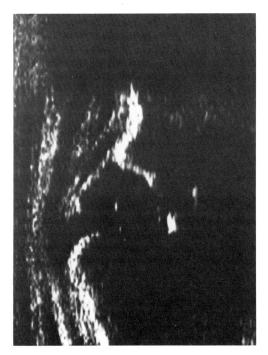

Abb. 15.1 Das Sonogramm darf nicht ausgemessen werden, da das Pfannendach zu weit dorsal angeschnitten wurde, erkenntlich durch die Konkavität der Darmbeinkontur.

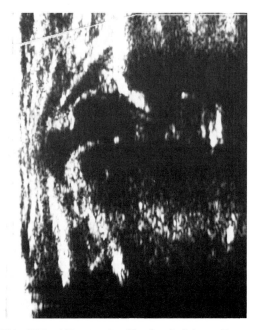

Abb. 15.2 4 Monate alter Säugling, knöcherne Formgebung hochgradig mangelhaft, flach; knorpeliger Erker breit, nach cranial verdrängt, echogen, Typ IIIb.

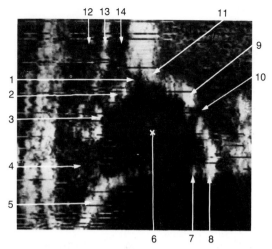

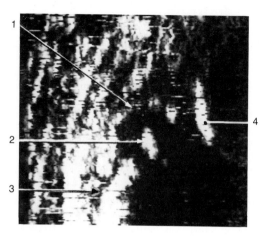

Abb. 15.3

1 knorpeliges Pfannendach
2 Labrum acetabulare
3 Gelenkskapsel
4 Trochantermassiv
5 Knorpel-Knochen-Grenze
6 Hüftkopf
7 Ligamentum capitis femoris
8 Os ischiadicum
9 Y-Fuge
10 Os ilium
11 knöcherner Erker
12 + 14 Gluteal- muskulatur
13 Septum intermuskulare

Abb. 15.4

1 Gelenkkapsel
2 Hüftkopfkern
3 Knorpel-Knochen-Grenze
4 Reste des knöchernen Pfannendaches

An der gesamten Circumferenz des Hüftkopfes kein sicher identifizierbares knorpeliges Pfannendach sichtbar, Typ IV.

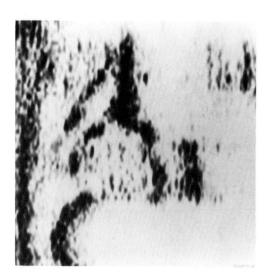

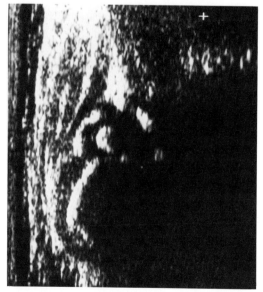

Abb. 15.5 Gute knöcherne Formgebung, der knöcherne Erker verhältnismäßig gut konturiert, der Knorpelerker etwas breit, gut übergreifend. $\alpha = 60°$, $\beta = 70°$, Typ Ib. Die Hüfte muß daher als vollkommen ausgereift betrachtet werden.

Abb. 15.6 Der Hüftkopfkern darf nicht in die Dysplasiediagnose einbezogen werden. Typisches Halbmondphänomen.

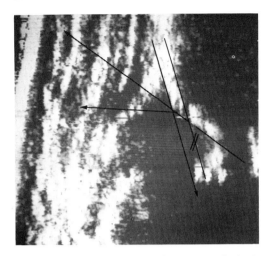

Abb. 15.7 Knöcherne Formgebung mangelhaft, der knorpelige Erker breit und verdrängt, Grund- und Hilfslinie eingezeichnet, $\alpha = 35°$, $\beta = 115°$, Typ IIIa.

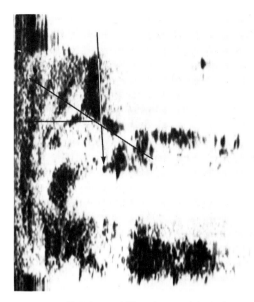

Abb. 15.8 Knöcherner Erker abgerundet, der knorpelige Erker breit übergreifend. Es ist die hintere Schallauslöschung eingezeichnet. Typ IIa.

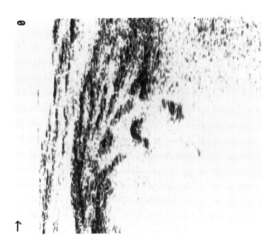

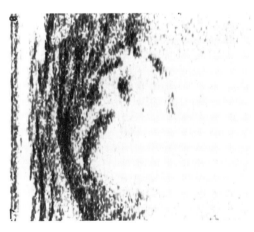

Abb.15.9 und **15.10** Die rechte Hüfte in Abb. 15.9 entspricht einer voll ausgereiften Hüfte mit gut ausgebildetem knöchernen Erker. In Abb. 15.10 ist die knö-cherne Formgebung gegenüber Abb. 15.9 etwas mangelhaft, der knorpelige Erker ist deutlich breiter im Sinne einer minimalen Verknöcherungsverzögerung.

Literatur

Abdulla, U., S. Campbell, C. J. Dewhurst, D. Tablert, M. Lukas, M. Mullarkey: Effect of diagnostic ultrasound on maternal and fetal chromosomes. Lancet I/II (1971) 829

Abendschein, W. F., G. W. Hyatt: Ultrasonics and physical properties of healing. Bone. J. Trauma 12 (1972) 297

Andren, L., S. von Rosen: The diagnosis of dislocation of the hip in newborns and primary results of immediate treatment. Acta. radiol. 49 (1958) 98

Ball, F., K. Kommenda: Sources of Error in the Roentgen-Evaluation of the Hip in Infancy. Ann. Radiol. 11 (1968) 1

Barlow, T. G.: Early diagnosis and treatment of congenital dislocation of the hip. J. Bone Jt, Surg. 44-B (1962) 292

Batory, I.: Ätiologie der pathologischen Veränderungen des kindlichen Hüftgelenks. Enke, Stuttgart 1982

Baumann, D., H. Kremer: Arthrographie und Sonographie in der Diagnostik von Baker-Zysten, Röfo 127 (1977) 463

Becker, F.: Probleme und Gefahren der funktionellen Behandlung dysplastischer Hüftgelenke im frühen Säuglingsalter. Z. Orthop. 117 (1979) 138

Bernbeck, R.: Zur Pathologie der Luxation coxae congenita. Virchows Arch. (Pathol. Anat.) 320 (1951) 238

Brückl, R., D. Tönnis: Zum Wachstum des Hüftgelenks. Eine planimetrische Untersuchung an Röntgenbildern. Arch. Ortho. Trauma Surg. 93 (1979) 149

Büschelberger, H.: Die Luxationshüfte. In: Pf. Matzen, Lehrbuch der Orthopädie. Volk und Gesundheit, Berlin 1982

Dega, W.: Entwicklung und klinische Bedeutung der dysplastischen Hüftgelenkspfanne. Orthopädie 2 (1973) 202

Desantos, L. A., H. M. Goldstein: Ultrasonography in Tumors Arising from the Spine and Bony Pelvis. AJR 129 (1978) 1061

Dörr, W. M.: Zur Frühest- und Frühdiagnose der sogenannten angeborenen Hüftgelenksluxation. Dtsch. Med. Wochenschr. 91 (1966) 227

Dörr, W. M.: Makroskopisch-anatomische, osteologische und röntgenologische Untersuchungen an frühkindlichen Hüftluxationspräparaten. Habilitationsschrift, Universität Aachen 1968

Dorn, R., W. Küsswetter, Th. Stuhler: Ultraschalldiagnostik zur Verlaufskontrolle bei Skoliosen. In: F. Meznik, N. Böhler, Die Skoliose. Med. Lit. Verlagsges., Uelzen, S. 27

Dunn, P. M.: Congenital dislocation of the hip (CD H) Necropsy studies at birth. Proc R Soc. Med. 62 (1969) 1035

Dunn, P. M.: Congenital postural deformities; further perinatal associations. Proc. R. Soc. Med. 67 (1974) 1174

Dunn, P. M.: Congenital postural deformities, Br. Med. Bull 32 (1976) 71

Emneus, H.: Some new aspects of the treatment of congenital dislocation of the hip (CDH) according to Palmen – von Rosen. Acta orthop. scand. 37 (1966) 311

Faber, A.: Untersuchungen über die Ätiologie und Pathogenese der angeborenen Hüftverrenkung. Thieme, Leipzig 1938

Gebel, M., M. Porr, J. Freise, A. Wittenborg: Fehldiagnose Phlebothrombose. Dtsch. Med. Wochenschr. 103 (1978) 1110

Gladel, W.: Luxationshüfte und Vorsorgeuntersuchung. Z. Orthop. 121 (1983) 613

Gompels, B. M., L. G. Darlington: Grey Scale Ultrasonography and Arthrography in Evaluation of Popliteal Cysts. Clin. Radiol. 30 (1979) 539

Götz, A. J.: Kompendium der medizinisch-diagnostischen Ultrasonographie. Enke, Stuttgart 1983

Graf, R.: The diagnosis of hip dislocation by the ultrasonic compound treatment. Arch. Orthop. Traumat. Surg. 97 (1980) 117

Graf, R.: The ultrasonic image of the acetabular rim in infants. An experimental and clinical investigation. Arch. Orthop. Traumat. Surg. 99 (1981) 35

Graf, R.: Die anatomischen Strukturen der Säuglingshüfte und ihre Darstellung. Morphologica Medica 2 (1982) 29

Graf, R.: Welche Möglichkeiten bietet die Sonographie bei Säuglingshüften? Wien. Med. Z. 21 (1982) 499

Graf, R.: Die sonographische Beurteilung der Hüftdysplasie mit Hilfe der „Erkerdiagnostik" Z. Orthop. 121 (1983) 693

Graf, R.: Zum Problem der Hüftsonographie (standardisierte Aufnahmetechnik, Meßmethode und Meßfehler) Z. Orthop. 123 (1985) H. 2

Gramlich, B., J. Richter, P. Fröhlich, K. H. Peter: Zur Beurteilung des Knochenzustandes mit Ultraschall. 1. Mitteilung, klinische und experimentelle Fragestellung. Z. Exp. Chir. 11 (1978) 258

Greenfield, M. A., J. D. Craven, A. Huddleston, M. L. Kehrer, D. Wishko, R. Stern: Measurement of the velocity of ultrasound in human cortical bone in vivo. Estimation of its potential value in the diagnosis of osteoporosis and metabolic bone disease. Radiology 138 (1981) 701

Harrison, T. J.: The influence of the femoral head on pelvic growth and acetabular form in the rat J. Anat. 95 (1961) 12

Hawkes, C. H., G. M. Roberts: Lumbar canal Stenosis, Br. J. Hop. Med. 23 (1980) 502

Heipertz, W.: Früh- und Spätergebnisse der sog. angeborenen Hüftverrenkung unter Berücksichtigung der jeweiligen Behandlung Z. Orthop. 89 (1957) 328

Heipertz, W.: Früherkennung und Indikationsstellung bei der sog. angeborenen Hüftverrenkung. Ärztl. Mitteilung/Dtsch. Ärztebl. 60 (1963) 2641

Heipertz, W., U. Maronna: Der Wert der Röntgenuntersuchung in den ersten sechs Lebenswochen. In: *G. Fries, D. Tönnis* (Hrsg.), Hüftluxation und Hüftdysplasie im Kindesalter. Medizinisch Literarische Verlagsgesellschaft Uelzen 1981, S. 25

Henßge, J.: Der beste Zeitpunkt für Untersuchung und Diagnose. In: *G. Fries, D. Tönnis* (Hrsg.), Hüftluxation und Hüftdysplasie im Kindesalter. Med. Lit. Verlagsgesellsch., Uelzen 1981, S. 13

Hilgenreiner, H.: Zur Frühdiagnose und Frühbehandlung der angeborenen Hüftgelenksverrenkung. Med. Klin. 21 (1925) 1385–1388, 1425–1429

Hinkefuß, K: Possibilities of ultrasonicdiagnosis in fracture Therapy. Beitr. Orthop. Traumatol. 21 (1974) 646

Imhäuser, G.: Irrtümer in der Beurteilung kindlicher Hüftgelenke durch die konventionelle Röntgentechnik. Z. Orthop. 120 (1982) 93

Jacobs, P.: Some hip lesions Proc. Roy. Soc. Med. 59 (1966) 1225

Kadziolka, R., M. Aszetely, K. Hanai, T. Hansson, A. Nachemson: Ultrasonic Measurement of the Lumbar Spinal Canal. J. Bone Jt. Surg. 63 B (1981) 504

Kaiser, G.: Die angeborene Hüftluxation. Fischer, Jena 1958

Kopf, R.: Radiometrischer Beitrag zur Wachstumskinetik des Darmbeines mit besonderer Berücksichtigung des Pfannendaches. Med. Dissertation, Universität Homburg 1970

Kramps, H. A., E. Lenschow: Zur Anwendung der Ultraschall-Compound-Methode zur Weichteildiagnostik und Konturendarstellung in der Orthopädie. In: Neues von Picker, Bulletin US I, 2, 1978

Kramps, H. A., E. Lenschow: Einsatzmöglichkeiten der Ultraschalldiagnostik am Bewegungsapparat. Z. Orthop. 117 (1979) 335

Kratochwil, A., K. Zweymüller: Ultrasonic examination in orthopedic surgery. Röntgenpraxis 27 (1974) 343

Lawson, T. L., S. Mittler: Ultrasonic Evaluation of Extremity Soft-Tissue Lesions with Arthrographic Correlation. J. Can. Assoc. Radiol. 29 (1978) 58

Leitgeb, N.: Sonographisch überwachte Callusbildungen bei Frakturheilung (persönl. Mitteilung)

Lukes, P. J., P. Herberts, B. E. Zachrisson: Ultrasound in the diagnosis of popliteal cysts. Acta Radiol. 21 (1980) 663

Mau, H.: Zur Entstehung und Bauchliegebehandlung der sog. Säuglingsskoliose und der Hüftdysplasie im Rahmen des „Siebener Syndroms". Z. Orthop. 100 (1965) 470

Mau, H., M. Michaelis: Zur Häufigkeit und Entwicklung auffallender Hüftbefunde (Dysplasie-Komplex) bei Neugeborenen und Kleinkindern. Z. Orthop. 121 (1983) 601

Nassiri, D. K., D. Nicholas, C. R. Hill: Attenuation of Ultrasound in Skeletal Muscle, Ultrasonics 17 (1979) 230

Niethard, F. U., B. M. Gärtner: Die prognostische Bedeutung qualitativer Hüftparameter bei der Verlaufsbeobachtung der Hüftdysplasie im Säuglings- und Kleinkindesalter. In: *G. Fries, D. Tönnis* (Hrsg.), Hüftluxation und Hüftdysplasie im Kindesalter. Med. Lit. Verlagsgesellsch., Uelzen 1981, S. 56

Nyborg, W. L.: Physical Mechanismus for Biological Effects of Ultrasound. US Department of Health, Educations and Welfare, Bureau of Radiological Health, Rockville u. Md./20857, HEW Puplication u. FDA/68, 1977

Odgen, J. A.: Development and growth of the hip. In: *R. S. Siffert, J. F. Katz* (eds.), Management of hip disorders in children. Lipincott, Philadelphia und Toronto, 1983, S. 1

Oelkers, H.: Die Sauerstofffüllung zur Diagnostik und Indikationsstellung bei der angeborenen Hüftluxation. Verh. Dtsch. Orthop. Ges. 48, Kongr. Z. Orthop. 94 (1961) 327 (Beilageheft)

Oelkers, H.: Histologischer und röntgenologischer Vergleich zwischen einem dysplastischen Becken (Luxationsbecken) und Normalbefund. Orthop. Praxis 17 (1981) 614

Ortolani, M.: Un segno poco e sua importanze per la diagnosa de prelussazione congenita dell' anca. Pediatri 45 (1937) 129

Ortolani, M.: Frühdiagnose und Frühbehandlung der angeborenen Hüftgelenksverrenkung. Kinderärztl. Praxis 19 (1951) 404

Ortolani, M.: Zum Aspekt der Hüftdysplasie in Klinik und Röntgenologie. Z. Orthop. 166 (1978) 149

Otte, P.: Zur Pfannendachentwicklung des Hüftgelenkes. Verh. Dtsch. Ges. Orthop. Traumatologie 56, Kongreß 1969. Enke, Stuttgart 1970, S. 63

Palmen, K.: Preluxation of the hip. Acta Paediat. Suppl. 129, 1961

Peic, St.: Technische Erleichterung für die Durchführung einer Hüftarthrographie und Verhinderung der Entstehung der Wabenstruktur im Arthrogramm. In: *G. Fries, D. Tönnis* (Hrsg.), Hüftluxation und Hüftdysplasie im Kindesalter. Med. Lit. Verlagsgesellsch. Uelzen 1981, S. 71

Ponseti, I. V.: Growth and development of the acetabulum in the normal child. Anatomical histological and roentgenographic studies. J. Bone Jt. Surg. 60A (1978) 575

Ponseti, I. V.: Morphology of the acetabulum in congenital dislocation of the hip. J. Bone Jt. Surg. 60A (1978) 586

Porter, R. W., M. Wicks, D. Otteweil: Measurement of the Spinal Canal by Diagnostic Ultrasound. J. Bone Jt. Surg. 60 B (1978) 481

Putti, V.: Early treatment of congenital dislocation of the hip. J. Bone Joint Surg. 17 (1929) 798

Rosen, S. v.: Die konservative Behandlung der Hüftdysplasie und Hüftverrenkung. Z. Orthop. 106 (1969) 173

Rosen, S. v.: Prophylaxe, Frühdiagnostik und Frühbehandlung der Luxationshüfte. Beitr. Orthop. Traumatol. 24 (1977) 257

Rott, H. D.: Ultraschall in der Medizin: Biologische Wirkung und Sicherheitsaspekte. Dtsch. Ärztebl. Ausg. B, 81 (1984) 1071

Simpson, F. G., P. J. Robinson, M. Bark, M. S. Losowsky: Prospective Study of Thrombophlebitis and „Pseudothrombophlebitis". Lancet 1 (1980) 331

Sinios, A.: Die Präluxation am Hüftgelenk des Neugeborenen. Wochenschr. Kinderheilk. 111 (1963) 281

Schuler, P.: Erste Erfahrungen mit der Ultraschalluntersuchung von Säuglingshüftgelenken. Orthop. Praxis 19 (1983) 761

Schuler, P.: Die sonographische Differenzierung der Hüftreifungsstörung. Orthop. Praxis 20 (1984) 218

Schuler, P., K. Rossak: Sonographische Verlaufskontrollen von Hüftreifungsstörungen. Z. Orthop. 122 (1984) 136

Schultheiss, H.: Frühbehandlung der Hüftdysplasie durch atraumatische Spreizung. Beilagenheft zu Bd. 100 d. Z. Orthop., Stuttgart 1965

Schwetlick, W.: Die kindliche Luxationshüfte. Enke, Stuttgart 1976

Stockdale, H. R., D. Finlay: Use of diagnostic ultrasound to measure the Lumbar Spinal Canal. Br. J. Radiol. 53 (1980) 1101

Stuhler, T., R. Cording, W. Küsswetter, P. Weitnauer: Arthrographie und Arthroskopie – Eine prospektive Studie. Orthop. Praxis 16 (1980) 519

Stuhler, T.: Ultraschalldiagnostik, gegenwärtiger Stand in Orthop. und Traumatologie, Zukunftsperspektiven. Z. Orthop. 120 (1982) 358

Tönnis, D.: Über die Änderungen des Pfannendachwinkels der Hüftgelenke bei Dreh- und Kippstellung des kindlichen Beckens. Z. Orthop. 90 (1962) 462

Tönnis, D., D. Brunken: Eine Abgrenzung normaler und pathologischer Hüftpfannendachwinkel zur Diagnose der Hüftdysplasie. Arch. orthop. Unfall-Chir. 64 (1968) 197

Tönnis, D.: Die angeborene Hüftdysplasie läßt sich in den ersten Lebensmonaten nicht statistisch abgrenzen. Arch. orthop. Unfall-Chir. 85 (1976) 237

Tönnis, D., H. Legal: Die angeborene Hüftdysplasie und Hüftluxation im Kindes- und Erwachsenenalter. Springer, Berlin–Heidelberg–New York–Tokyo 1984

Wegner, R. D., G. Obe, M. Meyenburg: Has diagnostic ultrasound mutagenic effects? Hum Genet 56 (1980) 95

Williams, J.: Difficulties of early diagnosis and treatment of congenital dislocation of the hip in Northern Ireland J. Bone Jt. Surg. 54–8 (1972) 13

Wood und *Loomis:* (1927) zit. nach *A. J. Götz,* s. *Götz* 1983

Zweymüller, K., H. Kratochwil: Ultrasound as a diagnostic aid in psoas abscess. Arch. Orthop. Unfallchir. 81 (1975) 239

Register